国家突发公共事件皮肤黏膜防护系列丛书

重大疫情中皮肤黏膜屏障防护手册

Manual for Skin and Mucous Membrane Barrier Protection During the Epidemic of Serious infectious Diseases

主　　编　李　航　陶　娟

主　　审　李若瑜　李　群

副 主 编　陈柳青　雷铁池　刘冬先　刘　玮
　　　　　宋继权　张春雷　张建中

组织编写单位　国家皮肤与免疫疾病临床医学研究中心
　　　　　　　（北京大学第一医院）
　　　　　　　中国疾病预防控制中心卫生应急中心

北京大学医学出版社

ZHONGDA YIQING ZHONG PIFU NIANMO PINGZHANG FANGHU SHOUCE

图书在版编目（CIP）数据

重大疫情中皮肤黏膜屏障防护手册 / 李航，陶娟主编.
—北京：北京大学医学出版社，2020. 5
ISBN 978-7-5659-2184-1

Ⅰ. ①重…　Ⅱ. ①李… ②陶…　Ⅲ. ①皮肤病－粘膜疾病－防治－手册　Ⅳ. ① R751-62

中国版本图书馆 CIP 数据核字（2020）第 061383 号

重大疫情中皮肤黏膜屏障防护手册

主　　编： 李　航　陶　娟
出版发行： 北京大学医学出版社
地　　址：（100191）北京市海淀区学院路 38 号　北京大学医学部院内
电　　话： 发行部　010-82802230；图书邮购　010-82802495
网　　址： http://www.pumpress.com.cn
E-mail： booksale@bjmu.edu.cn
印　　刷： 北京金康利印刷有限公司
经　　销： 新华书店
责任编辑： 畅晓燕　高　瑾　梁　洁　**责任校对：** 靳新强　**责任印制：** 李　啸
开　　本： 880 mm × 1230 mm　1/32　**印张：** 6.5　**字数：** 150 千字
版　　次： 2020 年 5 月第 1 版　2020 年 5 月第 1 次印刷
书　　号： ISBN 978-7-5659-2184-1
定　　价： 30.00 元

编者名单

主　编　李　航　陶　娟

主　审　李若瑜　李　群

副主编　陈柳青　雷铁池　刘冬先　刘　玮　宋继权　张春雷　张建中

编　者　（按姓名汉语拼音排序）

曹　源　北京大学第三医院
陈　辉　华中科技大学同济医学院附属同济医院
陈柳青　武汉市第一医院
丁炎明　北京大学第一医院
董励耘　华中科技大学同济医学院附属协和医院
段　铱　华中科技大学同济医学院附属同济医院
胡　坚　北京大学人民医院
黄永初　华中科技大学同济医学院附属同济医院
雷铁池　武汉大学人民医院
李　航　北京大学第一医院
李　琨　北京大学人民医院
李　群　中国疾病预防控制中心卫生应急中心
李若瑜　北京大学第一医院
李薇薇　北京大学第三医院
李　延　华中科技大学同济医学院附属协和医院
刘冬先　华中科技大学同济医学院附属同济医院
刘　琴　武汉大学中南医院
刘　玮　中国人民解放军空军特色医学中心
蒙景文　北京大学第一医院
苗　芳　武汉大学人民医院
史　赢　武汉大学人民医院
宋继权　武汉大学中南医院
陶　娟　华中科技大学同济医学院附属协和医院
王爱平　北京大学第一医院

王文慧　北京大学第三医院
温广东　北京大学人民医院
吴　娟　武汉市第一医院
吴　艳　北京大学第一医院
夏　萍　武汉市第一医院
向妮娟　中国疾病预防控制中心卫生应急中心
谢　君　武汉大学中南医院
杨　井　华中科技大学同济医学院附属协和医院
杨　琨　华中科技大学同济医学院附属同济医院
杨　柳　华中科技大学同济医学院附属协和医院
张春雷　北京大学第三医院
张建中　北京大学人民医院
张亚敏　华中科技大学同济医学院附属协和医院
张　宇　北京修成中医药研究中心
赵嘉惠　北京大学第一医院
仲少敏　北京大学第一医院
周诺娅　华中科技大学同济医学院附属协和医院

视频制作（按姓名汉语拼音排序）

曹　淼　北京大学第一医院
丁保玲　北京大学第一医院
丁焱明　北京大学第一医院
胡金沂　北京大学第一医院
姜　然　北京大学第一医院
蒙景雯　北京大学第一医院
钱晶京　北京大学第一医院
王　强　北京大学第一医院
徐　建　北京大学第一医院
姚　希　北京大学第一医院

组织编写单位　国家皮肤与免疫疾病临床医学研究中心（北京大学第一医院）
中国疾病预防控制中心卫生应急中心

序

2019—2020 年冬末春初这一场没有硝烟的防疫之战，令我们震撼、难忘。在无数奋斗在抗疫一线的“逆行者”们的感召之下，我们也在思考作为皮肤科专业人员应该做些什么。《重大疫情中皮肤黏膜屏障防护手册》的出版问世，正是我国皮肤科同仁携手并肩，共同战“疫”的宝贵成果。

皮肤黏膜作为机体抵御外来微生物和理化因素侵害的第一道防线，在传染病的防护中发挥至关重要的作用，其屏障功能一旦受损，可导致一系列继发的皮肤疾病。因此，保护好我们的皮肤，维护好皮肤黏膜屏障的功能是皮肤科医护人员和社会大众都十分关心的问题。同时附有重大疫情中防护设备应用操作规范视频。

针对前线医护人员抗疫中出现的各种皮肤损伤，国家皮肤与免疫疾病临床医学研究中心（北京大学第一医院）与中国医师协会皮肤科医师分会、中华医学会皮肤性病学分会共同撰写了《防控冠状病毒感染疾病 COVID-19 医护人员皮肤黏膜屏障防护共识》，共识一经发表，立即受到国内外同道们的热烈关注，并被译成英文在国际期刊上发表。在北京大学第一医院皮肤科李航主任和华中科技大学同济医学院附属协和医院皮肤科陶娟主任的共同倡导下，以共识编写团队为主要写作班底，联合了其他皮肤科专家以及中国疾病预防控制中心卫生应急中心的专家，撰写了本手册。

本手册编者中既有经验丰富的资深专家，也有年富力强的中青年学术骨干。编者们在接到任务后，立刻以饱满的热情积极投身于工作中，经过大量文献查阅，反复讨论，认真修改，仅用短短一个多月的时间就高效地完成了任务，充分体现了科学、严谨和密切协作的精神。本书内容既有针对医务人员皮肤黏膜防护措施的详细建议，也有面向广大民众的皮肤黏膜防护知识普及与指导，同时还对疫情中的皮肤黏膜屏障受损及常用防护用品进行了系统介绍。手册布局合理、详略得当、条理分明，相信对于各类读者都会大有裨益。

面对未来，人类还将面临来自各个方面的挑战。灾难下的皮肤防护是我们必须面对的严峻主题。本手册的出版是一个良好的开端，本团队还将陆续推出地震、洪灾等自然灾害中皮肤黏膜屏障防护手册，出版一套系列丛书，做出我们皮肤科人应有的贡献。

最后，我们要借此机会向为本书编写做出巨大贡献的武汉皮肤科同仁们致以深深的敬意！他们在繁忙的抗疫工作之余牺牲自己的休息时间参与本书撰写并分享宝贵的经验，他们自强不息的敬业精神和大爱无疆的家国情怀令我们肃然起敬！

李若瑜　李　群

2020 年 5 月

前　言

2019 年末，一场突如其来的新冠肺炎疫情影响了整个世界。疫情中，我们感动于抗疫人员那一张张布满压痕的“口罩脸”和那一双双红肿粗糙的“手套手”，同时我们也深刻意识到皮肤科医生的责任。

在重大传染病疫情中，保护皮肤黏膜屏障的意义重大：一方面，皮肤黏膜是很多传染病传播的路径。另一方面，针对传染病开展的防护和消毒工作可能会对皮肤黏膜屏障造成伤害，还会加重原有皮肤疾病，甚至引发迁延不愈的慢性皮肤病。故此，《防控冠状病毒感染疾病 COVID-19 医护人员皮肤黏膜屏障防护共识》编写团队决定再次合力撰写一本针对重大传染病疫情的皮肤黏膜屏障防护手册，为现在或者未来可能的疫情提供支持和帮助，贡献皮肤科人的力量。

本书包括重大疫情中防护皮肤黏膜屏障的意义、抗疫前线医务与救援人员的皮肤黏膜屏障防护、重大疫情中普通民众的皮肤黏膜屏障防护、重大疫情中特殊人群的皮肤黏膜防护和常用防护用品介绍共五章。同时附有重大疫情中防护设备应用操作规范视频。

回顾人类的灾难史，传染病、地震、洪水等很多灾害都会造成重大公共卫生问题，其中，皮肤黏膜屏障的防护和皮肤病的防治具有重要意义。我们希望以此书的出版为起点，联合全国皮肤科同道，共同思考，共同担负抗灾防疫的重任。

天灾无法避免，但是我们有勇气面对灾难，有信心应对灾难，而这信心来源于对灾难的科学认知，也来源于防患于未然的充足准备。希望这本手册能够为应对将来可能出现的重大传染病疫情发挥作用。

谨以此书献给抗击新冠肺炎的白衣战士们，并向参与本书编写的武汉皮肤科同道致以最高敬意！

李　航　陶　娟

2020 年 5 月

目　录

第一章 重大疫情中防护皮肤黏膜屏障的意义

第一节 传染病疫情的相关概念和防控

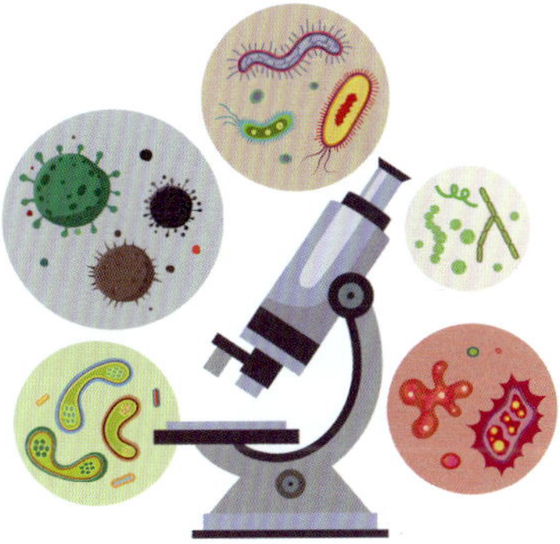

传染病是特定传染性病原体或其毒性产物直接通过被感染的人、动物、储存宿主，或间接通过植物、动物、媒介生物、非生命环境传播给易感宿主所导致的疾病。传染病的病原体包括病毒、细菌、寄生虫、真菌和朊粒。目前将螺旋体、支原体、衣原体、立克次体也归类为细菌[1]。

一、传染病流行的三要素

（一）传染源

传染源是指携带病原体的人、动物、物体（玩具等用品）或物质（食物、水、土壤等），它们可直接将病原体传递给易感宿主（人或动物）并导致易感宿主感染或发病。某些无症状的病原体携带者可以成为传染源[1]。

控制传染源是防控传染病疫情的重要环节，具体措施包括隔离患者、控制污染食品、水源等。

（二）传播途径

传播途径是指病原体从传染源传播到易感宿主的机制或方式[1]。传染病疫情中阻断传播途径非常重要，然而一种传染病的传播途径可能有多种，因此阻断传播途径有时比消除或控制传染源难度更大。当病因及传染源不明、无法快速识别人群中的病例且没有有效的疫苗或者预防性药物时，阻断传播途径就成为传染病防控最关键的措施。阻断传播途径在新发传染病预防控制的早期尤为重要。

传播途径可根据病原体侵入门户分为以下几种：①消化道传播：借助水源或食物传播，可导致大流行及暴发流行。②呼吸道传播：借助空气中的飞沫或气溶胶传播，亦可导致大流行及暴发流行。③虫媒传播：借助昆虫机械携带或叮咬而传播，有明显的季节性及地区性。④接触传播：皮肤或黏膜与被病原体污染的水或土壤等接触后，病原体主动或被动侵入皮肤黏膜破损处。⑤性传播：经性行为传播，如淋病及梅毒等。⑥血液传播：经污染的血液或血液制品及针刺文身传播。⑦垂直传播：由感染的母亲传播给胎儿，可发生于宫内及围产期。部分传染病的传播有多个途径，如乙型肝炎、丙型肝炎及艾滋病等。近年来我国主要传染病（如乙型肝炎、丙型肝炎、小儿手足口病、结核等）的传播途径为垂直传播、水平传播、医源性传播等。

在自然界中的野生动物间传播，且只在一定条件下才传播给人的疾病称为自然疫源性疾病，如鼠疫、森林脑炎、兔热病及蜱传回归热等，其可长期在野生动物间通过媒介（绝大多数为吸血节肢动物）循环延续。

（三）易感性

易感性是指人或动物由于缺乏对某种病原体的足够抵抗力，不能预防暴露后发生感染或发病[1]。

当新病原体进入人群时，人群往往普遍易感，很容易发生影响广泛的疫情。当流行高峰过后，由于免疫者增多，易感宿主会明显减少。伴随群体免疫水平的升高，传染病的流行会逐渐得到控制，直至终止。

二、传染病和疫情严重性的评估

（一）传染病严重性的评估

传染病严重性的评估通常用致病因子的传染力、致病力和毒力来综合评判。

（1）传染力（又称传染性）是病原体通过某种途径在动物或人群间传播导致易感宿主感染的能力。流行病学中常用续发率来测量传染力[1]。

（2）致病力（又称致病性）是指病原体在人群中造成临床显性感染的能力。流行病学中常通过计算暴露于某病原体的人群中临床显性感染病例占血清阳性人群的比例来测量致病力[1]。

（3）毒力（又称毒性）是指病原体感染宿主后引起严重疾病的能力。具体指标可以用某病重型病例占临床显性感染病例的比例或病死率来表示[1]。

部分传染病的传染力、致病力和毒力均很强，在人群中容易发生快速传播，同时造成人群大量发病和死亡（如天花），需要广泛动员并采取强有力的控制措施；部分疾病虽然传染力弱，但致病力和毒力强（如狂犬病、人感染高致病性禽流感），故容易出现重型或死亡病例，此时应重视高暴露风险人群或暴露后个体的预防；部分传染病的传染力和致病力强，但毒力弱（如水痘），在公共卫生资源有限时，其优先级别可以相对后移。

（二）对疫情严重性的判断

在应对传染病疫情的过程中，除了需要判断疾病的严重程度，还要评估疫情的严重性。疫情严重性的判断对于应对措施的选择至关重要，也是公共卫生决策前应该进行的步骤。例如，在针对2003年暴发的严重急性呼吸综合征（SARS）以及2019年底暴发的新型冠状病毒肺炎（简称新冠肺炎）的防控工作中，其应对措施的选择（如小区隔离、交通管制等）是基于疫情已对社会造成的影响。

评估疫情严重性时，需要回答以下几个问题：①新病例的增长速度有多快？②哪个年龄组的人群或哪类人群是重型和死亡的高风险人群？③疾病的临床表现和并发症有哪些？④是否有疗效明确的药物？⑤多少人可能被感染发病？⑥疫情对医疗卫生部门的影响是什么？

上述问题的答案将会指向公众和政府易于理解的指标，如疾病的传播能力、疾病的严重程度、疫情的影响等。传播能力的相关指标包括基本再生数（basic reproduction number，R_0）、代间距、续发率、罹患率、发病率、传播途径等。疾病严重程度的相关指标包括病死率、粗死亡率、临床谱构成、超额死亡等。疫情影响的相关指标包括急诊患者中因该病就诊的患者比例、急诊患者中需要住院的比例、需要进入重症监护病房（ICU）的住院病例和需要的呼吸机数量、病例所需的床位数、关键基础设施和服务的中断、停工停学状况、对旅游业的影响、对国内生产总值的影响、各国之间采取的边界、旅行和贸易行动等。

所有严重性评估的指标都会存在其固有的局限性。评估疫情时必须依赖可靠的数据，因此研究疫情首先要收集相关数据，然后对其进行共享、分析和沟通。值得注意的是，即使在数据质量很高的情况下，也必须经过一段时间的积累才能获得所需的精度。以病死率为例，其在疫情不同时期会有很大变化，早期计算的病死率往往不准确，甚至具有很大的误导性。

疫情对人群和社会的影响受制于很多因素，如患者既往的健康状况、资源的可获得性（如卫生保健服务和药物）、影响疾病传播和求医行为的文化动力学等。

三、传染病疫情的应对

传染病疫情往往有一定的发生发展过程，不同阶段的应对重点不尽相同。传染病疫情应对的阶段划分与疾病本身的特点相关，不同疾病间略有不同。急性传染病的防控一般可分为三个阶段：明确疫情性质阶段、深入认识疾病和采取控制措施阶段、评估和总结阶段。需要强调的是，实际的传染病疫情防控是一个连贯过程，很难明确划分阶段，通常是边调查边出台应对措施。当面对新冠肺炎这样的大规模疫情时，在采取控制措施阶段，可根据疫情的进展，进一步划分为疫情上升期、平台期、下降期，每个时期调查应对的侧重点略有不同，具体的控制措施可能也会有所调整。

（一）明确疫情性质阶段

在接到可疑传染病暴发的信息后，首要任务就是明确疫情性质。专业人员抵达现场后，应在第一时间确定是否存在暴发或流行，同时核实疾病诊断，制订此次疫情的病例定义。然后，通过病例搜索和个案调查了解疫情规模。在对疫情的特征进行初步描述性分析后，形成病因假设（包括流行病学病因和病原学病因），最后，通过分析性流行病学方法和实验室检测来验证关于病因的假设。

若流行病学病因（主要指传染源或污染来源、传播途径或暴露方式、易感人群或高危人群）不明，应尽快查清病原。有些传染病，特别是新发传染病暴发时，往往以不明原因的疾病出现，因此对其识别有很大难度。对于很难在短时间内查明病原学病因的疫情，应尽快查明传播途径及主要危险因素（流行病学病因），并立即采取有针对性的控制措施，以控制疫情蔓延[2]。2019 年 12 月暴发的新冠肺炎疫情，在早期尚未明确疾病的病原时，政府果断采取措施关闭华南海鲜批发市场，就是此种原则的体现，因为初步流行病学调查提示，早期的病例有较大比例可能与华南海鲜批发市场暴露有关。

（二）深入认识疾病和采取控制措施阶段

对于常见多发传染病，明确病因后，可根据疾病的特点，采取有针对性的防控措施，主要是针对可能的传染源和传播途径，包括对患者的隔离救治和院内感染控制，对密切接触者的判定、追踪和医学观察，进行可疑病例的实验室检测，指导公众和特定人群做好个人防护，严格对疫点和特定场所进行处理和消毒。疫苗可预防疾病，必要时应急接种，以尽快建立群体免疫屏障。

对于新发传染病，若疫情严重，还需要采取更严格的管控措施，包括停止大型活动和集会，停工、停产、停学，停止公共交通，封闭小区（村）、甚至封闭更广范围的行政区域等；同时要提倡公众做好戴口罩（呼吸道传染病）和洗手等常规防护措施。对于新发传染病，该阶段中的药物和疫苗研发往往是重点任务。

在此阶段，可根据不同时期的特点，进行防控细节内容的调整。例如，随着对疾病认识的进展和疫情的变化，病例定义可及时进行调整。以新冠肺炎疫情为例，早期病例定义的流行病学史主要是武汉居住史或旅行史，而后期调整为有病例报告地区的居住史或旅行史，对密切接触的判定标准也从最初的“无防护接触发病后至隔离治疗前的病例”，调整为“无防护接触发病前两天至隔离治疗前的病例”。这些细节的调整，都是基于调查结果和对疾病的不断认识。总之，边调查边控制的原则贯穿疫情应对的始终。

（三）评估和总结阶段

随着防控措施的落实，疫情进入收尾阶段后，可对整个防控工作进行评估和总结。具体内容包括防控技术措施的效果、应急处置响应环节、应急管理协调等多方面。

（向妮娟　赵嘉惠）

第二节　重大疫情中重视皮肤黏膜屏障的必要性

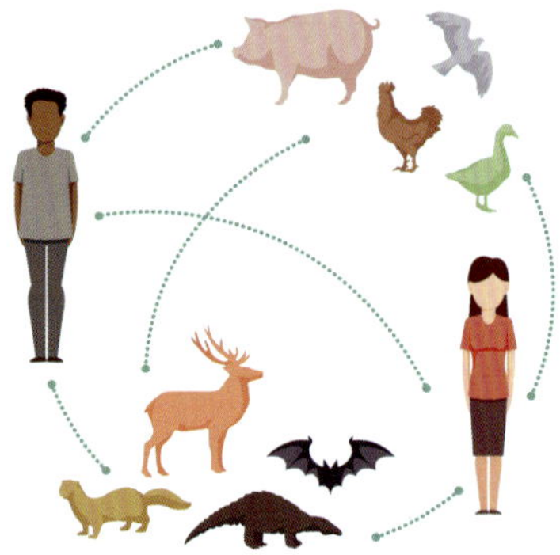

传染病是在人和人、动物和动物以及人和动物之间通过各种病原体相互传播的一种疾病类型[3]。传染病一直是威胁人类生命与健康的严重疾病。在传染病发展的历史长河中，不同的时期、不同的地域均出现过各种各样的传染病，如天花、鼠疫等。Folke Henschen 曾说过："人类的历史即疾病的历史"[4]。由于全球化步伐的加快、人类生存环境的破坏、人们生活观念和行为方式的改变，使传染病变得越来越复杂，危害性也越来越大。部分传染病发生"回潮"，包括霍乱、伤寒、结核病等，少数传染病如性传播疾病呈增加趋势，如被喻为"世纪瘟疫"的艾滋病，在一些国家和地区仍发生较大规模的暴发或流行，造成了严重的危害。此外，新发感染病（emerging infectious diseases，EID）不断涌现，如 2009 年的甲型 H1N1 流行性感冒、2012 年的中东呼吸综合征（Middle East respiratory syndrome，MERS）、2013 年的 H7N9 型禽流行性感冒、2014 年的黄热病、2015 年被称为"死亡天使"的埃博拉出血热（Ebola hemorrhagic fever，EHF）、2016 年寨卡病毒感染等疫情均对人类健康造成严重威胁。重大传染病疫情不再是单纯的卫生和健康问题，而成为一个与政治、经济发展、国家与社会的安全与稳定等密切相关的重大社会问题。直至今日，人类与传染病的斗争虽已取得巨大成就，但是新出现的传染病种类也在逐年增多，新的问题不断涌现[5]。

自 2003 年 SARS 暴发以后，国家逐步建立了公共卫生事件应急机制及感染病防控和救治体系[6]。我国修订了《中华人民共和国传染病防治法》，2004 年 12 月 1 日正式实施。根据传染病在人群或动物之间的传播速度以及对于宿主的危害程度，我国传染病防治法及其实施细则将法定传染病分为 3 类：甲类为强制管理传染病（鼠疫、霍乱）。乙类为严格管理传染病（传染性非典型肺炎、艾滋病、病毒性肝炎、脊髓灰质炎、人感染高致病性禽流感、麻疹、流行性出血热、狂犬病、流行性乙型脑炎、登革热、炭疽、细菌性和阿米巴痢疾、肺结核、伤寒和副伤寒、流行性脑脊髓膜炎、百日咳、白喉、新生儿破伤风、猩红热、布鲁氏菌病、淋病、梅毒、钩端螺旋体病、血吸虫病、疟疾）。对乙类传染病中传染性非典型肺炎、炭疽中的肺炭疽和人感染高致病性禽流感，采取甲类传染病的预防、控制措施。丙类为监测管理传染病（流行性感冒、流行性腮腺炎、风疹、急性出血性结膜炎、麻风病、流行性和地方性斑疹伤寒、黑热病、棘球蚴病、丝虫病，除霍乱、细菌性和阿米巴痢疾、伤寒和副伤寒以外的感染性腹泻病）[3]。

如前所述，重大传染病疫情导致突发公共卫生事件的频繁出现，而对皮肤黏膜屏障功能的防护在各类重大传染病疫情的防护中是重中之重。皮肤黏膜屏障的这种天然、稳定的保护具有广谱的、有效的监视作用以及防御作用，故而在重大传染病疫情的防治过程中人们对皮肤黏膜屏障的防护越来越重视。

一、传染性病原体的入侵途径

正常皮肤对病原微生物有良好的屏障作用，一般直径约 200 nm 的细菌以及直径约 100 nm 的病毒不能通过完整的皮肤。但部分病原体具有主动侵袭能力，或可借助其自身的特殊功能侵入，如虫蚴可消化组织而打开皮肤通路。阿米巴滋养体接触宿主组织后可借助其在上皮细胞间的积极活动穿过黏膜屏障较薄弱的地方。

病原体入侵宿主可通过以下 3 种方式：①利用多种酶类（如透明质酸酶、链激酶及胶原酶等）破坏皮肤黏膜组织而使感染扩散；②主要由节肢动物叮咬而将病原体介导入宿主体内；③病原体在宿主防御功能损伤时（如皮肤伤口、呼吸道损伤或泌尿道异常）乘虚而入。

二、机体非特异性防御——皮肤黏膜屏障

人体自身有许多机械屏障以防止病原体入侵，如皮肤、黏膜及毛发等。机体表面还具有许多清除机制，如角化的上皮不断脱屑、呼吸道上皮细胞纤毛有节律地活动、肠道的节律运动，均可使病原体不易停留或接触到上皮细胞。唾液及眼泪能清洗口腔及结合膜，尿液可冲洗尿道等。

人体抵御自然界各种病原体的第一道防线是由与皮肤和黏膜紧密相连的上皮细胞及其分泌物构成。正常皮肤包括表皮、真皮和皮下组织，共同形成人体最外层的屏障体系。表皮主要成分是角质形成细胞，在其最外层有一层皮

脂膜附着。真皮主要由胶原纤维、弹性纤维、血管、神经及成纤维细胞、免疫细胞等构成。黏膜是覆盖在人体消化系统、呼吸系统、泌尿系统、生殖系统等器官管腔内壁的一层组织，由上皮细胞和疏松结缔组织构成。它们共同将

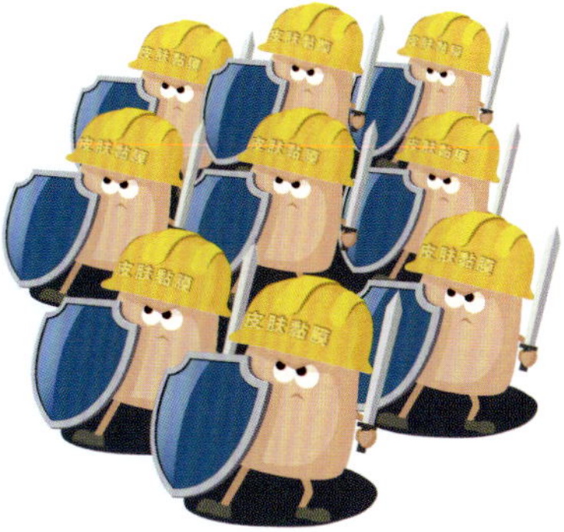

机体内环境与外界环境分离开来，保护机体内各种器官和组织免受外界环境中有害物质的侵袭。皮肤黏膜是人类在进化过程中逐渐建立起来的固有天然防御屏障，因此被称为非特异性免疫（又称先天性免疫）。

三、机体的特异性防御功能

若第一道防线不能阻挡病原体，则需要人体的第二道防线来发挥作用。第二道防线主要包括机体自身的免疫细胞和相关免疫器官，其会借助体内的淋巴循环和血液循环建立后天防御功能，使机体产生相应的抗体以保护自身健康。

四、皮肤表现在传染病发生和发展中的重要意义

在经典传染病以及新发传染病的防治工作中，均需要结合疾病的发生原因和影响因素进行分析，了解其病原体类型、传播途径。其中，加强早期诊断、及时排查感染风险、早期隔离传染源、加强对传播途径的控制尤为重要。在此基础上，还应评估易感人群的感染风险并做好防护与隔

离，同时还应注意自然因素及社会因素对流行过程的影响。

以往皮肤科重点管理的法定传染病主要为乙类传染病中的性病（梅毒、淋病）和丙类传染病中的麻风病。80%的麻风病患者是在皮肤科发现的。回顾近年来全球发生的重大传染病疫情，皮肤病常作为患者的首发症状或伴随表现。2016年寨卡病毒在非洲、南美洲及太平洋岛屿部分国家暴发流行，其通过伊蚊叮咬传播，患者多以发热、皮肤红斑丘疹、关节痛为首发症状[7]；2018年美国大规模暴发的流行性感冒，其住院患者常合并过敏性、药物性皮肤病[8-9]。上述疫情造成的死亡人数众多，对社会稳定、国家经济、民众生活所造成的负面影响巨大。当接诊伴随皮肤表现的传染病患者时，只有具备迅速诊断及给予有效治疗的能力，才能更好地防止疾病的传播和改善患者的预后，同时应提高警惕，最大限度地减少职业暴露和医源性感染。

（吴　娟　仲少敏）

第三节　传染病中的皮肤黏膜表现

传染病常表现出皮肤黏膜损害。传染病的皮疹种类繁多、形态大小不一，同一种皮疹可见于不同的传染病，同一种传染病可表现为不同的皮疹。常见的皮疹类型有斑疹、丘疹、水疱、风团、瘀斑、瘀点和坏死等。部分传染病有较为固定的皮疹类型，如麻疹中的斑疹、丘疹和黏膜斑（又称科氏斑，koplik 斑），对传染病的鉴别诊断有重要参考价值。本节简要介绍有皮肤黏膜表现的常见传染病，以及传染病治疗过程中常见并发或继发的皮肤黏膜表现。

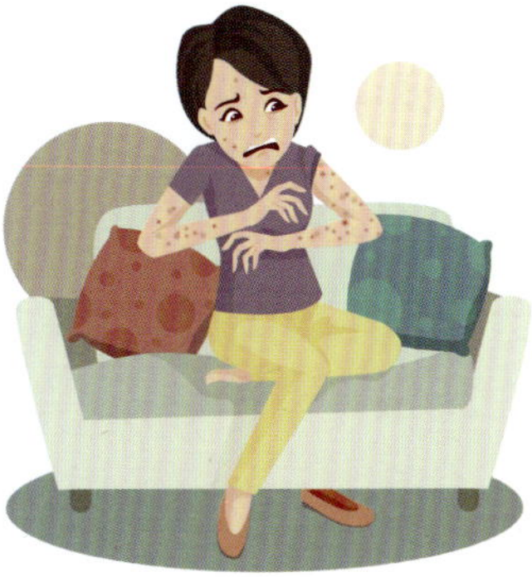

一、常见传染病的原发性皮肤黏膜损害

（一）病毒性感染

70% 以上的急性传染病由病毒引起[10]。病毒性皮肤病是指由病毒感染引起的以皮肤黏膜病变为主的一类疾病。病毒可以直接侵入皮肤造成感染，也可以通过呼吸道和眼结膜等黏膜屏障感染进而引发皮肤表现。多数病毒经由病毒血症或可通过其抗原性作用间接导致皮肤黏膜发生皮疹。病毒可以刺激 B 淋巴细胞产生抗病毒抗体或使 T 淋巴细胞致敏，机体因此可获得不同程度的抗病毒免疫力[10]。

病毒疹的皮肤表现可分为特异性或非特异性。非特异性病毒疹常见于儿童，多表现为躯干、四肢广泛分布的可褪色的红色斑疹和斑丘疹，较少累及面部，可伴低热、肌痛、头痛、流涕及胃肠道不适等症状。非特异性皮疹往往呈自限性，通常可在 1 周内自行消退。对于非特异性皮疹，多数情况下临床很难明确其病原体，医生应进行鉴别诊断，且需详细记录皮疹和黏膜疹出现的时间、部位、性状、发展及其与发热的关系等[10,12]。当短时间内发现多个类似病例时，医生应警惕传染病流行并向上级汇报病例详细信息。

具有特异性病毒疹表现的病毒性皮肤病可根据临床表现分为新生物型、疱疹型和红斑发疹型。新生物型（如寻常疣、扁平疣、跖疣、尖锐湿疣、传染性软疣等）以皮肤疣状增生为临床表现，呈慢性经过，有自愈倾向，在此不作赘述[11]。本节主要介绍疱疹型和红斑发疹型病毒性皮肤病。

1. 疱疹型病毒性皮肤病

以水疱为主，多呈急性经过，具有自限性，如水痘、带状疱疹、单纯疱疹、手足口病等[11]。

（1）水痘（图 1-1）：水痘（varicella）的病原体是水痘 - 带状疱疹病毒（varicella-herpes zoster virus，VZV），以空气飞沫传播为主要传播方式，也可通过直接接触患者的水疱疱液传播。水痘的接触传染性很强，80% ~ 90% 易感者经日常接触即可发病，患者在出疹前 1 ~ 2 天至水疱结痂均具有传染性。水痘的潜伏期为 11 ~ 20 天，前驱症状通常为不同程度的发热，成人前驱症状更为明显。发热当日或次日出现瘙痒性红斑和丘疹，随后皮损迅速发展成水疱，周围有红晕，水疱数目不等，常累及口腔。陈旧水疱可在 7 ~ 10 天内形成脓疱并结痂愈合。不同发展阶段的皮损（斑疹、丘疹、水疱和结痂）共存是水痘的特征性表现。皮疹自头面部开始，随后波及躯干和四肢，四肢远端或下肢皮疹较少，呈向心性分布。青少年和成人水痘的临床表现往往比儿童严重，皮损数量也更多。免疫力低下人群患水痘时的皮疹常广泛且不典型，常伴有出血性或紫癜性损害，且常累及肺、肝和中枢神经系统，甚至导致死亡。孕妇在妊娠期前 20 周患水痘导致先天性水痘综合征（水痘胚胎病）的风险约为 2%[10,12]。

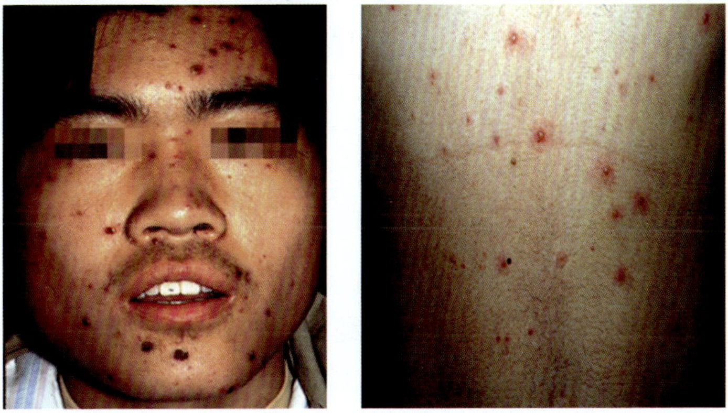

图 1-1 水痘

（2）手足口病（图 1-2）：手足口病（hand-foot-and-mouth discasc，HFMD）是以手、足、口腔出现水疱为特征的一种病毒性皮肤病。主要由柯萨奇病毒（Coxsackie virus）A6 引起，肠道病毒（*enterovirus*）71 型和其他型柯萨奇病毒如 A5、A10、B3、B5 也可引起手足口病。肠道病毒 71 型可引起心、肺和神经系统并发症，甚至导致患儿死亡。该病主要经粪 - 口途径或通过飞沫经呼吸道在人群中传播。夏秋季易发，幼儿易感，多见于 5 岁以下儿童，故常在幼儿园和小学校内小范围流行，成人也有发病。手足口病的潜伏期为 4 ～ 7 天，前驱症状为轻度发热、乏力等，其后颊黏膜及唇黏膜会出现痛性小水疱及灰白色糜烂或浅溃疡，周围有红晕；掌跖指趾可出现小的红色丘疹及

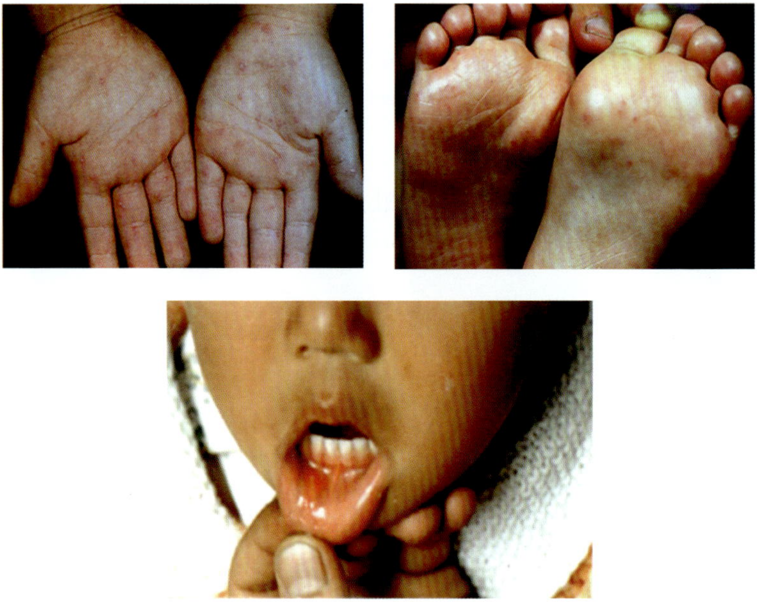

图 1-2　手足口病

水疱；躯干、四肢、会阴及臀部也可出疹。手足口病的病程约为 1 周 [11-12]。

2. 红斑发疹型病毒性皮肤病

以红斑为主，多泛发全身，呈急性经过，具有自限性，传染性较强，如麻疹、风疹、传染性红斑和幼儿急疹等 [11]。

（1）麻疹（图 1-3）：麻疹（measles）的病原体为麻疹病毒（*measles virus*，MV），其主要通过飞沫传播。接种麻疹疫苗是降低麻疹发病率和死亡率最有效的方法，但尽管如此，仍有暴发流行的情况发生 [12]。麻疹的潜伏期为 10 ~ 14 天，在此期间麻疹具有高度传染性，前驱症状包括发热、咳嗽、鼻塞和鼻结膜炎，科氏斑（Koplik 斑）

是前驱期特征性的黏膜斑，表现为颊黏膜上的灰白色丘疹。发热 3 ~ 4 天后出疹，皮疹从耳后发际开始，自上而下有序迅速发展至面、颈、躯干、四肢、掌跖，皮损呈红色斑疹和丘疹，可融合，疹间皮肤正常。发疹历时 2 ~ 4 天，自第 5 天起皮疹按出疹顺序逐渐消退。麻疹的并发症包括中耳炎、肺炎、脑炎和心肌炎等[12]。

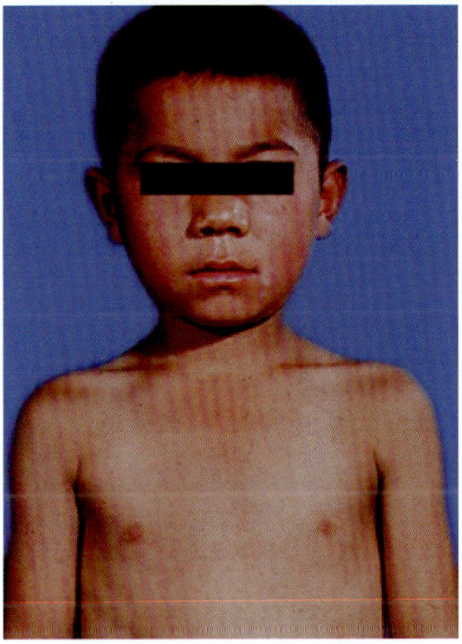

图 1-3　麻疹

（2）风疹：风疹（rubella）的病原体为风疹病毒（*rubella virus*），其主要通过飞沫传播。自使用麻疹 - 腮腺炎 - 风疹疫苗以来，风疹的发病率显著下降。该病好发于春季，潜伏期为 16 ~ 18 天，通常伴有轻度的前驱症状，如发热、头痛和上呼吸道感染。之后面部出现发疹性红斑和丘疹，并从头到足向下蔓延；软腭也可出现红色斑点（Forchheimer 征）。发疹往往伴随淋巴结肿大、疼痛，尤其是枕后、耳后和颈部淋巴结。2 ~ 3 天后皮疹按发疹顺序消退。风疹的并发症包括关节痛和关节炎。孕妇在妊娠前16周患风疹可将风疹病毒传播给胎儿导致先天性风疹综合征[12]。

（二）细菌性感染

迄今为止，人类未能消灭任何一种细菌感染性疾病。鼠疫的大流行虽然已被基本控制，但散发病例时有发生；霍乱在亚洲和非洲部分地区仍然不时流行；伤寒、白喉、百日咳、破伤风等传染病由于广泛接种疫苗而减少了流行和大流行，但仍有散发病例和局部地区流行的发生。由于战争、灾荒和社会动荡，已被控制的传染病有可能再度猖獗[10]。

细菌的侵袭力为其重要的致病机制。A组链球菌产生的透明质酸酶、链激酶和链球菌DNA酶等可溶解宿主的透明质酸、纤维蛋白和DNA而破坏组织屏障，进而使细菌得以扩散并引起局部组织或全身性感染。细菌产生的毒素也会导致各种症状，白喉毒素、破伤风毒素、金黄色葡萄球菌的肠毒素F（中毒性休克综合征毒素-1）、A组链球菌的致热性外毒素（SPEA、B、C）等外毒素都具有致命的致病能力。A组链球菌侵入机体后可引起感染性、中毒性及变态反应性病变，并出现相应的病理改变[11]。脑膜炎球菌及其内毒素在发病过程中发挥重要作用，在败血症期间，细菌侵袭血管内皮细胞引起血管内皮损害，血管壁出现炎症、坏死和血栓形成，血管周围出血可在皮肤黏膜上表现为瘀点或瘀斑，同时内脏也有不同程度的出血[10]。

（1）猩红热（scarlet fever）：是由A组β溶血性链球菌（*streptococcus hemolyticus*）产生的致热外毒素A、B、

C（又称红疹毒素）引起的免疫反应，主要发病年龄为1～10岁，冬春季常见。前驱症状常为高热、咽痛等。皮疹为猩红热最重要的体征之一，皮疹在发热次日出现，自耳后、颈部、胸部和腋下开始逐渐蔓延至全身（常在12小时内）。皮疹为弥漫性充血性红斑，其上散布砂纸状纹理的密集而均匀的小丘疹（鸡皮疙瘩）。在皮肤皱褶处（如腋窝、肘窝、腹股沟、腘窝），皮疹密集并伴有皮下出血而形成紫红色线条，称为线状疹（Pastia线）。可出现面部充血潮红，形成口周苍白圈。患者咽喉红肿、有渗液，常见上腭瘀点，可见草莓舌、杨梅舌。皮疹出现48小时内达高峰，然后以出疹顺序消退，7～10天后出现脱屑，轻者为糠屑样，重者可呈片状[10,12]。

（2）流行性脑脊髓膜炎（epidemic cerebrospinal meningitis，简称流脑）：是脑膜炎球菌（*meningococcus*）经呼吸道由鼻咽部侵入人体血液循环，最后局限在脑膜和脊髓膜所引起的化脓性病变。流脑在全球呈散发或流行，儿童发病率高，发病季节多在冬春季。90%的患者表现为普通型，可分为上呼吸道感染期、败血症期和脑膜炎期，患者病情可终止于任何一期，也可同时存在败血症与脑膜炎。在败血症期，70%的患者可出现皮肤黏膜损害，是此期最重要的体征，患者于发热时出疹，可见位于皮肤、眼结膜或软腭黏膜的瘀点、瘀斑，直径1～2 mm至1 cm或更大，病情严重者瘀点、瘀斑迅速扩大，数量多，多分布于四肢及臀部皮肤，大块瘀斑中央可见皮肤坏死。此期约10%的患者可在发病2～4天后于唇周或其他部位出现单纯疱疹。多数患者于1～2天内发展为脑膜炎[10]。

（三）动物性皮肤病

动物性皮肤病是指由昆虫及寄生虫等侵犯人体引起皮肤损害的一类疾病。动物性皮肤病历史悠久，如疥螨与人类共存已有2500多年，头虱感染人类也已有几千年历史[12]。其发病机制包括蚊、臭虫等昆虫或寄生虫口器或尾钩叮咬机械损伤皮肤、昆虫的毒腺或唾液中多种抗原引起Ⅰ型超敏反应，以及昆虫口器留在组织内或寄生虫直接钻入皮肤后作为异物引起肉芽肿性丘疹或者结节[11]。在全球范围内，昆虫是重要的疾病传播媒介，许多传染病与节肢动物媒介相关，防止叮咬的个人防护在疾病预防中起主要作用[13]。

动物性皮肤病的临床表现各异，与昆虫种类及个体反应差异有关。能明确致病昆虫种类时应诊断为独立皮肤病（如疥疮、虱病等），若致病昆虫种类不能确定则统称为虫咬皮炎[11]。

（1）疥疮（scabies）：是由疥螨（*sarcoptes scabiei*）寄生于皮肤所致的传染性皮肤病[11]。本病经接触传播，同睡床铺、共用衣被甚至握手等行为均可传染。疥螨易侵犯皮肤薄嫩处，如指缝、手腕、前臂、腋窝、外生殖器等部位。皮疹多呈对称分布，表现为米粒大小、肤色或淡红色的丘疹、丘疱疹，以及灰白色或浅黑色浅纹状隧道。阴囊、龟头可发生直径为3～5 mm的暗红色结节，为疥疮结节。高度敏感者皮损泛发，可有大疱；病程较长者可表现为湿疹、苔藓样变等不典型表现。皮损可伴有剧烈瘙痒，夜间尤甚[11]。

（2）虱病（pediculosis）：是由虱寄生于人体，反复叮咬吸血引起的传染性皮肤病，可在人与人之间直接传播，亦可通过被褥、衣帽等物品接触传播。依据发病部位不同可分为头虱病（pediculosis capitis）、体虱病（pediculosis corporis）及阴虱病（pediculosis pubis）。头虱病主要发生于儿童，虱叮咬头皮处引起红斑、丘疹，伴剧烈瘙痒，可因搔抓致继发感染如脓疱、疖病或湿疹样变。体虱表现为叮咬所致的红斑、丘疹、风团，常伴线状抓痕及血痂，也可继发感染至脓疱、疖病等。阴虱病主要通过性接触传播，表现为阴部剧烈瘙痒、抓痕及血痂，可继发毛囊炎和疖[11]。体虱是引起普氏立克次体、回归热疏螺旋体、巴尔通体所致疾病的主要传播媒介[12]。

（3）虫咬皮炎（insect bite dermatitis）：是由螨虫、蚊、臭虫、跳蚤等昆虫叮咬或毒汁刺激引起。螨虫皮炎（mite dermatitis）的皮损为水肿性风团样丘疹、丘疱疹、小水疱等，常伴抓痕或结痂。臭虫叮咬（cimicosis）表现为风团样丘疹和瘙痒，皮损中央有针尖大小的瘀点、水疱、红斑等，伴有剧烈瘙痒和疼痛，可呈线状分布。跳蚤叮咬（flea sting）表现为带出血点的红色斑丘疹，通常位于小腿远端[11]。跳蚤可作为地方性斑疹伤寒、跳蚤斑点热、鼠疫和巴尔通体感染的媒介[12]。

二、传染病原发性皮肤黏膜损害的鉴别

皮肤黏膜损害是传染病的重要体征之一，掌握皮疹出现的时间、分布的部位、发展的顺序及与发热的关系，对于诊断和鉴别诊断尤为重要。如流行性斑疹伤寒（epidemic typhus）由普氏立克次体（*Rickettsia prowazekii*）所致，在发热第 4 ~ 5 天出疹，皮疹呈充血

性或出血性斑丘疹，面部无疹，1 ~ 2天可消退，常留色素沉着。羌虫病（tsutsugamushi disease）由东方立克次体（*Rickettsia orientalis*）所致，在发热第4 ~ 5天出疹，皮疹呈暗红色充血性斑丘疹，直径为2 ~ 5 mm，面部较少，躯干较多。伤寒（typhoid fever）由伤寒沙门菌（*Salmonella typhi*）所致，在发热第7 ~ 14天出疹，皮疹呈淡红色小斑丘疹（玫瑰疹），数量少于10个，腹部多，2 ~ 4天消退[10]。

在发生传染病疫情后，需要对患者进行全方位的对症处理，当原有皮肤黏膜损害加重或出现新发皮损时需要与药疹进行鉴别。来自国外一家综合内科医疗机构20年间共48 000名住院患者的资料显示，2.7%的患者发生了药物导致的皮肤反应，最常见的皮损表现为斑丘疹（91.2%）、荨麻疹（5.9%）和血管炎（1.4%），最常引起皮肤反应的药物包括青霉素类、磺胺类和非甾体抗炎药[12]。

发疹型药疹又称麻疹型药疹（图1-4），是药物不良反应最常见的皮肤疹型，也是最需要与感染性皮疹鉴别的药疹类型。近1%的患者在使用药物后会发生发疹型药疹。另外，病毒感染本身会提高药物反应的发生率。药疹一般在治疗开始后7 ~ 14天发生，起初为在躯干和上肢呈对称分布的红斑、丘疹、荨麻疹样皮损，渐趋融合。发疹型药疹的皮疹表现相比于病毒疹形态多样，有时下肢远端的皮损可呈瘀点和紫癜，黏膜通常不受累，外周血嗜酸性粒细胞可增多。在缺乏明确证据的情况下，成人多考虑药物因素，儿童多考虑病毒感染[12]。

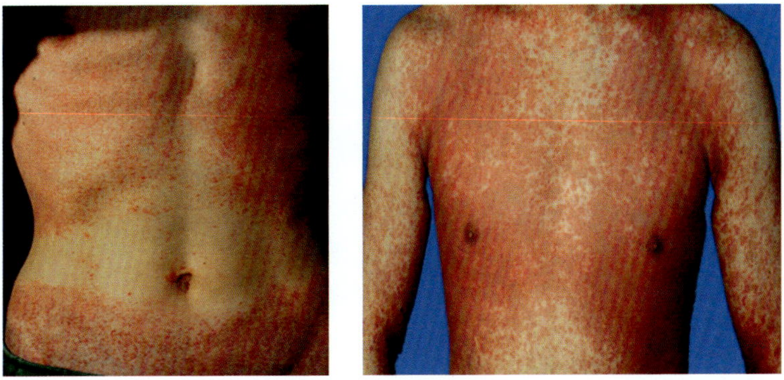

图 1-4 发疹型药疹

三、重大传染病疫情中的皮肤黏膜继发感染

正常皮肤微生物由需氧球菌、需氧棒状杆菌、厌氧棒状杆菌、革兰氏阴性菌和酵母组成。这些微生物通过提供与病原微生物的生态竞争和水解皮脂中的脂质产生对许多细菌有杀伤作用的脂肪酸来帮助预防皮肤感染。皮肤特定区域的生态学取决于有效含水量、皮脂和气体环境。破坏宿主和微生物之间的微妙平衡可能导致皮肤疾病或感染[12]。发生重大传染病疫情时，由于清洁消毒和防护用具的佩戴，医务人员常出现皮肤黏膜屏障的损伤；重症患者也可由于激素使用等原因而导致皮肤黏膜屏障被破坏。屏障破坏意味着皮肤的微生态被打破，故而常发生皮肤继发感染。

（一）皮肤继发细菌感染

常见的细菌性皮肤病包括脓疱疮（图 1-5）、毛囊炎、疖（图 1-6）、痈（图 1-7）、丹毒、蜂窝织炎、坏死性筋

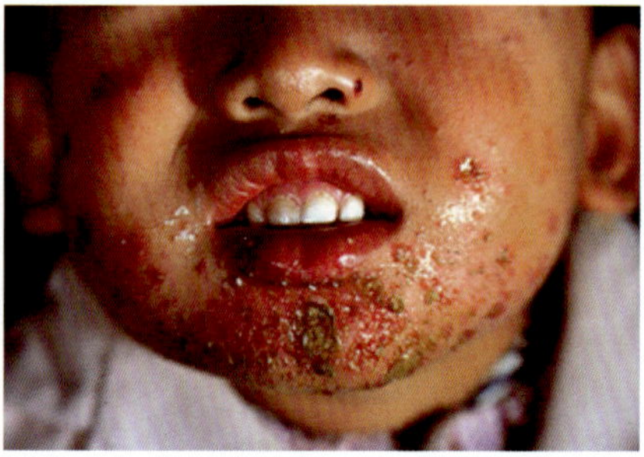

图 1-5　脓疱疮

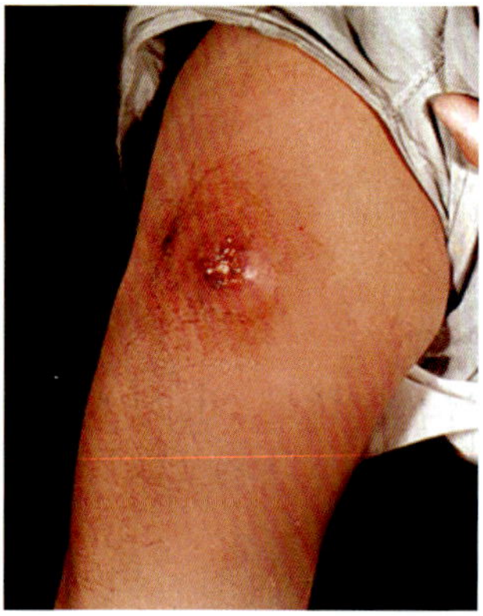

图 1-6　疖

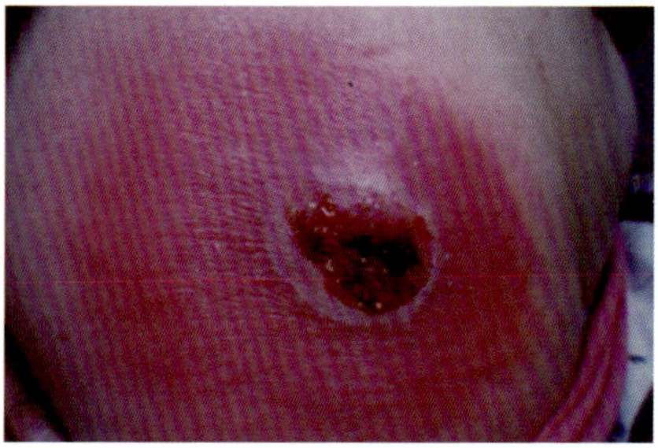

图 1-7　痈

膜炎和创伤感染等。金黄色葡萄球菌和链球菌是引起皮肤细菌感染的主要病原菌。

（1）金黄色葡萄球菌感染：是最常见的皮肤感染，其也是菌血症与败血症主要的致病菌之一。皮肤是金黄色葡萄球菌的常驻部位，可存在于 20% ~ 40% 的成人前鼻孔中，还有小比例存在于手和会阴部[13]。当皮肤有轻微损伤或局部屏障破坏时，金黄色葡萄球菌就会迅速趋向该处，并在局部引起感染，皮损特点为局部红、肿、热、痛的炎症表现，并有脓性分泌物聚集[10]。

由于金黄色葡萄球菌持续存在于皮肤和鼻腔黏膜，鼻腔带菌者特别容易受到细菌的感染。因此，在重大疫情中，必要时可以定期鼻腔应用2%莫匹罗星软膏，每日2次，连用5～10天，以便去除鼻腔携带的金黄色葡萄球菌。皮肤去定植的方法（如腋窝、腹股沟、乳房下部位）是局部外用莫匹罗星，或用含有氯己定或三氯生和稀释的次氯酸钠沐浴。

如果已经发生感染，应每天清洗床单和衣物，以含有酒精或次氯酸钠的消毒剂处理细菌污染物，包括潜在的污染物如键盘、玩具和运动装备等[12]。医院获得性感染的播散常可追溯到医护人员的双手，故正确洗手有助于降低医院获得性并发症的发生率[13]。针对医院获得性感染，要注意清洁感染局部，除去痂壳，可局部外用复方多黏菌素B软膏、莫匹罗星软膏或夫西地酸乳膏等。

（2）链球菌感染：可引起新生儿脐部感染、婴幼儿脓皮病、手术伤口感染等。严重者可出现蜂窝织炎、菌血症，最严重为坏死性筋膜炎。感染多起始于创伤或手术部位，局部出现红、肿、热、痛，很快向外扩展，1～2天病变处由红变紫，形成含有黄色液体的水疱和大疱，之后黄色液体区开始坏死、皮肤脱落，裸露皮下广泛的坏死组织。患者可表现为高热、衰弱、反应迟钝，极易发生败血症。

在重大疫情中，由于诊疗措施的进行，皮肤黏膜屏障极易受到破坏，容易继发皮肤细菌感染，需要加强皮肤黏膜护理，必要时进行皮损局部的细菌培养及药敏试验，并积极对症处理。

（二）皮肤黏膜继发真菌感染

真菌性皮肤病是指真菌所致的皮肤感染，主要包括皮肤癣菌感染、马拉色菌感染、念珠菌感染和一些伴有皮肤表现的深部真菌感染。真菌感染或真菌病按照其侵犯部位可大致分为浅部真菌病（指皮肤表浅的感染）和深部真菌病（指深达真皮和皮下乃至深部组织的感染）。皮肤真菌病有一定的好发部位，其临床表现大多比较典型，容易诊断，但确定真菌种类和必要的鉴别诊断时需要借助真菌学检查，最经典实用的检查方法包括真菌直接镜检和培养检查；伍德灯检查可用于真菌与细菌感染的鉴别。对于深部真菌感染，组织病理是确诊的金标准，可选用血清学试验[11]。

1. 皮肤黏膜念珠菌感染

念珠菌是皮肤、胃肠道及泌尿生殖道的正常菌群，念珠菌的过度生长常被细菌菌群所抑制。但是，在某些特殊条件下，念珠菌会过度生长，成为致病菌。温暖潮湿的间擦部位、皮肤 pH 值增高以及抗生素的应用等会破坏正常的细菌菌群，导致念珠菌增殖[11]。皮肤黏膜念珠菌感染最主要的致病菌是白念珠菌，易感因素包括糖尿病、口干症、血管闭塞、多汗症、糖皮质激素或广谱抗生素的使用以及包括 HIV 感染在内的免疫抑制状态等。

（1）口腔念珠菌病（图 1-8）：通常表现为鹅口疮、以干酪样白色渗出物为特点的假膜形成和以片状红斑为特点的慢性萎缩。同时，该病也能引起伴白色黏附性斑块的慢性增生或伴舌背侧痛性萎缩的舌炎[12]。

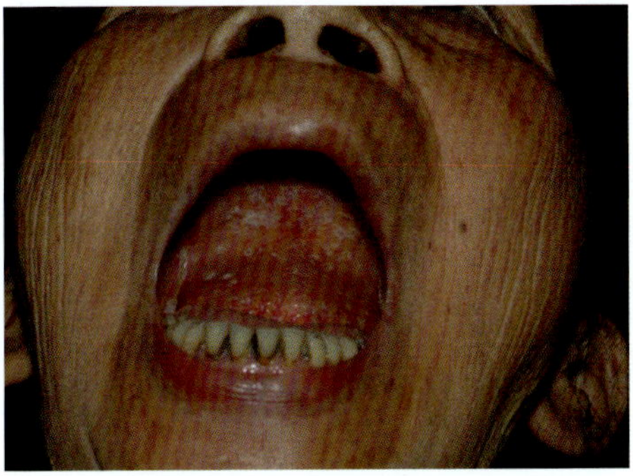

图 1-8 口腔念珠菌病

（2）皮肤念珠菌病（图 1-9）：表现为显著的红斑，有时为侵蚀性斑块，周围绕以薄而略浸渍的表皮翘起边缘（衣领样鳞屑）和卫星状小丘疹、脓疱[12]。最常受累的部位是间擦部位（如腋下、乳房下、腹股沟、臀沟间等）和阴囊，也包括婴儿的尿布区。发生于腹股沟皮肤的念珠菌感染酷似股癣。

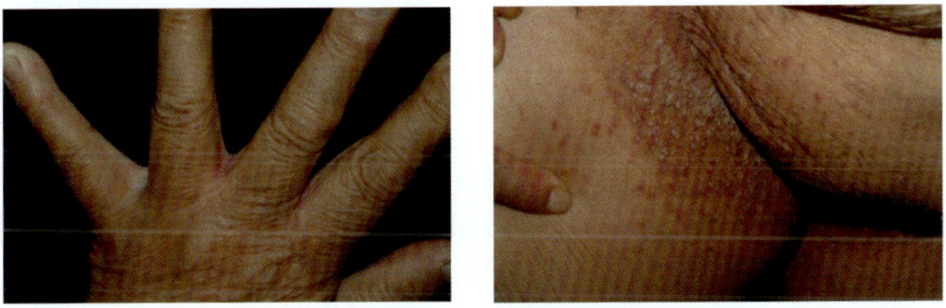

图 1-9 皮肤念珠菌病

2. 皮肤癣菌感染

（1）股癣（图 1-10）：特指发生在腹股沟、会阴部和臀部的皮肤癣菌感染。腹股沟部位的皮肤浸渍和不透气所

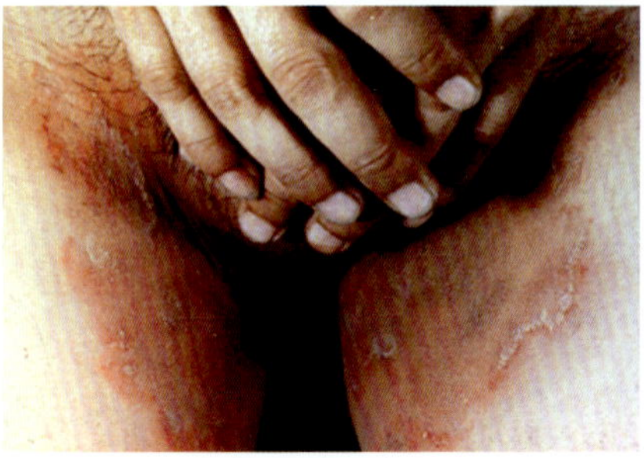

图 1-10 股癣

形成的温暖潮湿环境易导致股癣。常由自身其他感染区（尤其是足癣）传染而来，单侧或双侧大腿根部内上方出现红色的鳞屑性斑片，逐渐向外周扩展，形成环形改变，边缘可有水疱、脓疱或丘疹，如果不及时治疗可从大腿根部向后发展至会阴、肛周及臀部，伴有瘙痒[13]。

（2）足癣（图 1-11）：指发生在足趾间及足跖的皮肤癣菌感染，是最常见的皮肤癣菌病。足癣的存在可以造成患者多个部位的接种感染，如足癣可引起手癣、体股癣、甲癣，甚至皮肤癣菌肉芽肿。足癣还可以作为细菌入侵的门户而引起局部皮肤细菌感染及下肢丹毒及蜂窝织炎。趾间型足癣好发于 3 ～ 4 和 4 ～ 5 趾间，可见红斑、脱屑，这一类型的足癣需与趾蹼封闭引起的单纯性浸渍、红癣、皮肤念珠菌病、革兰氏阴性菌的趾蹼感染相鉴别[13]。

3. 皮肤及皮下组织真菌病

对于免疫功能受损的患者，很多真菌可以作为条件致病菌引起感染，其中部分深部真菌是通过黏膜和皮肤进入体内而感染[11]。

（1）皮肤曲霉病：可由曲霉在受损皮肤直接种植引

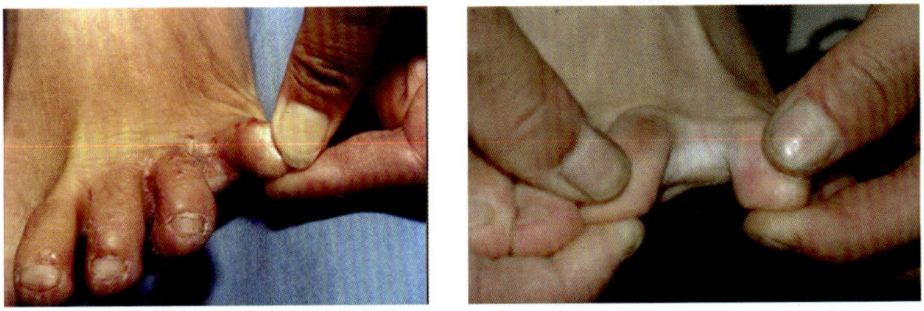

图 1-11 足癣

起，通常发生在静脉导管穿刺、创伤接种、闭合包扎以及皮肤烧伤、手术创面等部位。可表现为红斑、坏死性溃疡、增殖性丘疹、结节和皮下脓肿等。约 5% 的侵袭性曲霉病可经血行播散至皮肤，开始为单个或多个境界清楚的斑丘疹，很快变成脓疱并迅速形成溃疡，中央坏死，上覆黑痂并有隆起的边缘，溃疡可融合成大片[14]。

（2）皮肤毛霉病：常由外伤、手术等引起，在糖尿病患者胰岛素注射处或免疫抑制患者的导管插管处可发生毛霉坏疽性蜂窝织炎；使用被污染的外科敷料或夹板的患者也可发生坏死性皮肤毛霉病。临床表现可分为两种形式：一种为急性坏死性，表现为红斑、丘疹、斑块、脓疱、溃疡、焦痂和干性坏死，周边呈灰白色，病程短，预后差；另一种为亚急性或慢性，患者无明显免疫缺陷，与轻微外伤或虫咬有关，多发生于鼻背，表现为皮肤斑块，有时有轻微破溃，可累及鼻窦，积极治疗预后较好[14]。

（三）皮肤黏膜继发病毒感染

在重大传染病疫情中，感染、发热、应激或免疫抑制等因素会导致机体抵抗力下降，此时潜伏的单纯疱疹病毒

和水痘 - 带状疱疹病毒可发生再激活从而导致复发性单纯疱疹和带状疱疹。

（1）复发性单纯疱疹（图 1-12）：由单纯疱疹病毒引起，临床以集簇性小水疱为特征，好发于皮肤黏膜交界处，呈自限性，易复发[11]。

（2）带状疱疹（图 1-13）：是潜伏水痘 - 带状疱疹病毒再激活的表现，临床以沿周围神经单侧分布的簇集性水疱伴神经痛为特征，呈自限性，治愈后可获得较持久的免疫力，一般不复发[11]。躯干部最常见，面部其次。在大约 10% 的免疫抑制人群中，可出现播散性皮损（定义为超过原发区域外或相邻皮肤节段外 20 个水疱）和（或）内脏受累[12]。

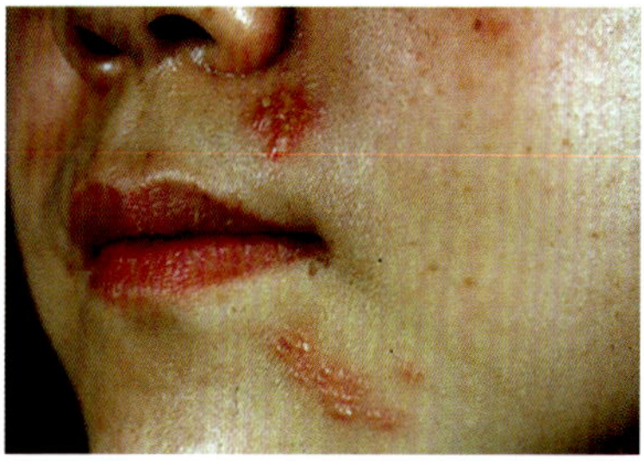

图 1-12　复发性单纯疱疹

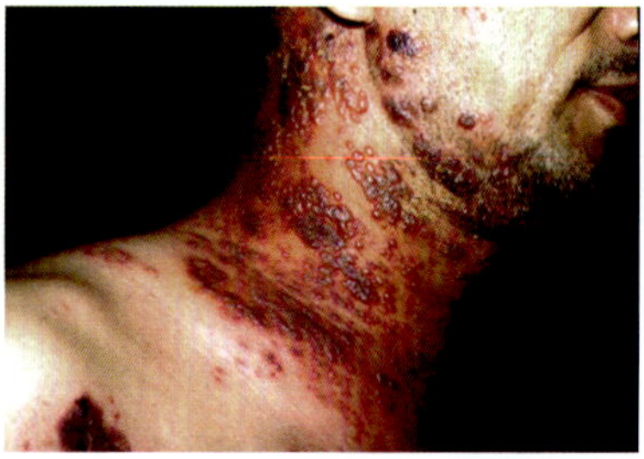

图 1-13　带状疱疹

综上所述，发生重大传染病疫情时，医务人员、患者及普通民众均应关注皮肤黏膜表现，同时也应关注治疗过程中并发和继发的皮肤黏膜疾病。

（王爱平）

参考文献

[1] 冯子健. 传染病突发事件处置. 北京: 人民卫生出版社, 2013:1-8.

[2] 中华人民共和国卫生部. 群体性不明原因疾病应急处置方案(试行). 2007. http://www.gov.cn/zwgk/2007-02/09/content_522613.htm.

[3] 中华人民共和国传染病防治法. 2004(8): 28.

[4] Pearson A. Historical and changing epidemiology of healthcare-associated infections.J Hosp Infect, 2009, 73(4): 296-304.

[5] 李兰娟. 感染病学科建设与发展的若干思考. 中华医学信息导报, 2014, 29(13): 15.

[6] 易滨. 传染性非典型肺炎医院感染防控指南. 北京: 人民军医出版社, 2004: 15-27.

[7] Petersen LR, Jamieson DJ, Powers AM, et al. Zika Virus. N Engl J Med, 2016, 374: 1552-1563.

[8] Leung DYM, Jepson B, Beck LA, et al. A clinical trial of intradermal and intramuscular seasonal influenza vaccination in patients with atopic dermatitis. J Allergy Clin Immunol, 2018, 139(5): 1575-1582.

[9] Tamez RL, Tan WV, O’Malley JT, et al. Influenza B virus infection and Stevens-Johnson syndrome. Pediatr Dermatol, 2018, 35(1): e45-e48.

[10] 斯崇文, 贾辅忠, 李家泰. 感染病学. 北京: 人民卫生出版社, 2004: 464-466.

[11] 李若瑜, 陆前进. 皮肤病学与性病学. 北京: 北京大学医学出版社, 2019: 48-81.

[12] 朱学骏, 王宝玺, 孙建方, 等. 皮肤病学. 4版. 北京: 北

京大学医学出版社，2019：1395-1601.

[13] 徐世正主译．安德鲁斯临床皮肤病学．11版．北京：科学出版社，2015：247-321.

[14] 王端礼．医学真菌学——实验室检验指南．北京：人民卫生出版社，2005：259-297.

第二章 抗疫前线医务与救援人员的皮肤黏膜屏障防护

第一节 佩戴口罩引起的面部皮肤黏膜屏障损伤与防护

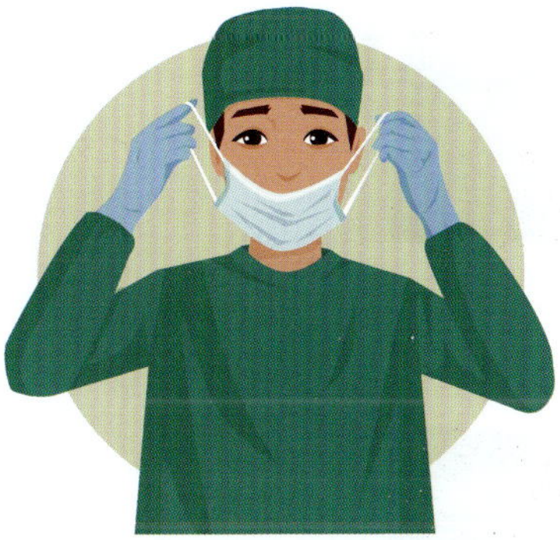

重大传染病的基本传播途径为呼吸道飞沫传播以及接触传播，佩戴口罩能有效隔绝细菌、病毒等致病物质的飞沫核，防止佩戴者通过呼吸道吸入感染。口罩是医务救援人员最基础、最重要的防护设备之一。本节将详细介绍佩戴口罩引起的面部皮肤屏障损伤以及防护措施。

一、医用口罩的类型和佩戴

（一）医用口罩的具体类型

我国医用口罩主要分为三种，按照医用口罩的防护能力由高到低依次为医用防护口罩、医用外科口罩和普通医用口罩[1]。医用防护口罩具有＞ 95.0% 的颗粒过滤效率，其能阻挡经空气传播的直径＜ 5μm 的感染因子或近距离接触经飞沫传播的感染因子[2]。医用外科口罩对细菌的过滤效率＞95.0%，对非油性颗粒的过滤效率＞30.0%，可以阻挡大部分细菌和部分病毒，且医用外科口罩具有一定的液体阻隔性能，能阻挡血液、体液、分泌物等的喷溅。普通医用口罩仅能对较大的粉尘颗粒或气溶胶起到一定的机械阻挡作用，不能达到有效阻止细菌、病毒等病原微生物的作用，只适用于一般性医疗活动，不适用于重大传染病疫情中医务与救援人员佩戴[3]。此外，N95/KN95及以上颗粒物防护口罩虽被设计用于防尘，但其滤过效能与医用防护口罩一致，防护效能高于医用外科口罩和普通医用口罩[4]。

（二）医用口罩的佩戴选择

应对重大传染病疫情时，医务救援人员应根据实际情况选择佩戴口罩的类型。以新冠肺炎的防治为例，参照国家卫生健康委员会印发的《不同人群预防新型冠状病毒感染口罩选择与使用技术指引》[5]，重大传染病疫情期间医务救援人员属于中高风险暴露人员，需根据风险暴露程度选择合适的口罩类型（图2-1）。

1. 高风险暴露人员

（1）人员类别：面对经飞沫传播或接触传播的感染性疾病，在收治患者（确诊病例、疑似病例）的病房、ICU和留观室工作的所有工作人员，包括临床医师、护士、护工、清洁工、尸体处理人员等；疫区指定医疗机构发热门诊的医生和护士；对确诊病例、疑似病例进行流行病学调查的公共卫生医师。

（2）防护建议：佩戴医用防护口罩；在感染患者的

急救和从事气管插管、气管镜检查时加戴护目镜或防护面屏；医用防护口罩短缺时，可选用符合 N95/KN95 及以上标准颗粒物防护口罩代替。也可选用自吸过滤式呼吸器（全面型或半面型）配防颗粒物的滤棉，动力送风过滤式呼吸器的防护效果更佳。

2. 较高风险暴露人员

（1）人员类别：急诊科工作医护人员、对密切接触人员开展流行病学调查的公共卫生医师、疫情相关的环境和生物样本检测人员。

（2）防护建议：佩戴符合 N95/KN95 及以上标准的颗粒物防护面罩。

3. 中等风险暴露人员

（1）人员类别：普通门诊、病房工作医护人员等。

○推荐使用　√选择使用

人群及场景		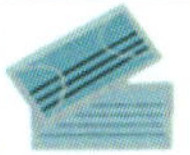 一次性使用医用口罩（YY/T 0969）	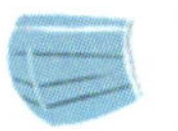 医用外科口罩（YY 0469）	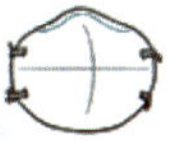 颗粒物防护口罩（GB 2626）	 医用防护口罩（GB 19083）
高风险	疫区发热门诊			√	○
	隔离病房医护人员			√	○
	插管、切开等高危医务工作者				○
	隔离区服务人员（清洁、尸体处置等）			○	√
	对确诊、疑似现场流行病学调查人员			√	○
较高风险	急诊工作医护人员			○	
	对密切接触人员开展流行病学调查人员			○	
	对疫情相关样本进行检测人员			○	
中等风险	普通门诊、病房工作医护人员	√	○		

图 2-1　口罩类型及推荐使用人群 [5]

（2）防护建议：佩戴医用外科口罩。

（三）医用口罩佩戴的注意事项

佩戴口罩时，应注意根据鼻梁形状用双手对鼻夹进行塑形，同时进行气密性检查。摘口罩时手不可触及口罩的正面，防止污染双手，应手拿系带丢弃[2,6]。医用外科口罩和医用防护口罩佩戴一层就可以达到安全防护的目的，口罩层数过多反而会引起密合不牢固，致口罩漏气而增加感染风险，同时造成医疗资源的浪费[6]（视频 2-1）。

视频 2-1　正确戴医用防护口罩

二、佩戴口罩引起的面部皮肤损伤

长时间佩戴口罩造成的皮肤损伤包括物理性压力损害、荨麻疹、接触性皮炎、皮肤干燥脱屑、痤疮样损害和其他原有皮肤疾病加重等[7]。

1. 物理性压力损害

重大传染病疫情下医务救援人员需要长时间严密佩戴口罩，极易对面部皮肤产生物理性压力损害[7-8]。医务救援人员因佩戴口罩引起的物理性压力损害主要位于鼻部、面颊部和耳廓后部等部位。物理性压力损害的主要临床表现为受压部位局部皮肤发红（图 2-2）、压痕（图 2-3）和

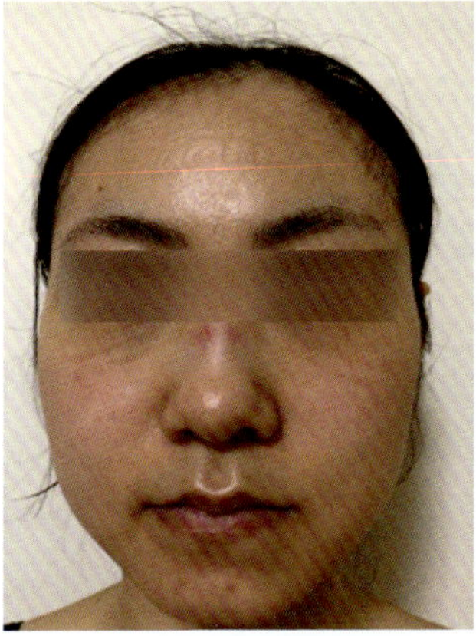

图 2-2 佩戴口罩导致的局部皮肤发红

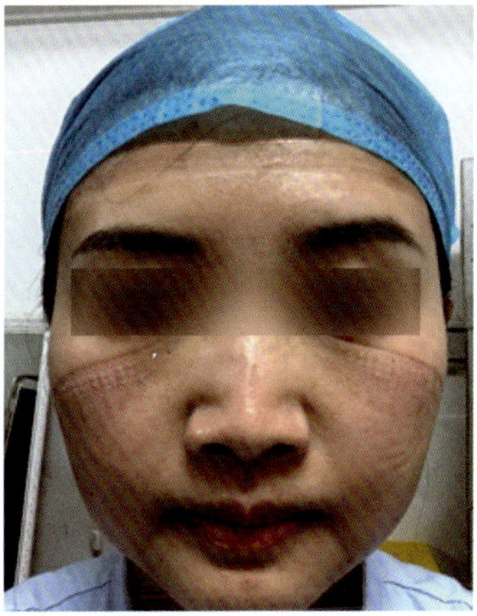

图 2-3 佩戴口罩导致的压痕

（或）水疱伴疼痛、温触觉减弱甚至破损等[9]。

2. 荨麻疹

医务救援人员长时间佩戴口罩或佩戴质量差的口罩有可能引起迟发性压力性荨麻疹和（或）接触性荨麻疹[7,10]。

（1）迟发性压力性荨麻疹表现为皮肤受压处的深层水肿伴表面红斑，一般在受压 30 分钟到 24 小时内出现，自觉瘙痒和（或）疼痛，可持续数天。严重时可出现全身乏力、流感样症状、关节疼痛和轻度白细胞增多等系统症状。该病较为罕见，极罕见状况下还可出现迟发性大疱性压力性荨麻疹[11-12]。

（2）接触性荨麻疹为皮肤暴露于某种物质后诱发的风团和红斑。部分质量不佳的口罩中存在甲醛等成分[13]，医务救援人员佩戴后可能产生接触性荨麻疹。主要表现为接触部位出现皮肤发红、风团、瘙痒等，严重时常伴有呼吸道和消化道系统受累，甚至发生过敏性休克[12]。

3. 接触性皮炎

接触性皮炎指外界物质接触皮肤造成的一系列皮肤炎症，如不进行早期治疗易造成慢性复发性难治性湿疹[14]。接触性皮炎分为多种类型，劣质口罩中所含的二溴氰基丁烷或甲醛树脂等成分主要引起变应性接触性皮炎和皮肤刺激[15-16]。这两种接触性皮炎症状类似，均发生在口罩与皮肤接触部位，一般表现为湿疹样皮疹，轻者为淡红斑、水肿，表面可有针尖至粟粒大小的丘疹。重者可出现明显的红斑、肿胀，密集的丘疹、水疱，甚至大疱及糜烂、渗液、结痂等。自觉症状一般为瘙痒，也可有烧灼感或痛感。除湿疹样改变外，接触性皮炎还可以表现为干燥脱屑、多形性红斑样、扁平苔藓样、发疹样及色素改变等[14]。

4. 皮肤干燥、脱屑

医务救援人员长时间佩戴口罩后，口鼻呼出气体中的水分不能及时蒸发，会导致皮肤屏障功能受损，进而使皮肤出现干燥、脱屑[7]。

5. 佩戴口罩引起的其他皮肤疾病

（1）痤疮样损害：由于长时间佩戴口罩对皮肤造成的封闭作用及局部压力，可导致毛囊皮脂腺导管闭塞，且口罩中的湿热环境有利于菌群繁殖，加之医务救援人员高强度的工作、精神压力等因素，可导致痤疮样损害或原有痤疮加重[7,17-18]。

（2）其他皮肤疾病：包括面部季节性皮炎、脂溢性皮炎、玫瑰痤疮都可能因为长时间佩戴口罩造成的封闭、湿热环境而发生或在原有基础上加重[7]。

三、佩戴口罩引起的面部皮肤损伤的防治措施

健康完整的皮肤屏障对于避免口罩引起的面部皮肤损伤十分重要，正确的清洁和适当的保湿是保护皮肤屏障，也是使医务救援人员免受皮肤疾病侵扰的基本原则。下面对由口罩引起的常见面部皮肤屏障损伤的防治措施进行具体介绍：

1．物理性压力损害的防治措施

（1）选择合适的口罩：在重大传染病疫情中，为了防止长时间佩戴口罩引起的物理性压力损害，医务救援人员应选择合适的口罩，包括合适的尺寸和妥善的固定方法。尽量选择与佩戴者脸型大小合适且边缘稍宽的口罩。在使用过程中应交替使用不同系戴方式，避免同一部位反复摩擦受压[7-9]。

（2）高危区域使用预防性敷料：研究显示，在高危区域使用预防性敷料能有效降低物理性压力损害的发生率，起到很好的防护作用[19]。当前使用最普遍的预防性敷料是透明薄膜敷料、泡沫薄膜敷料、水凝胶敷料（图 2-4）和水胶体敷料[20-21]。以上几种敷料各有特点，考虑到重大传染病疫情期间防护用品密闭性的问题，推荐医务救援人员首选应用超薄泡沫敷料，其接触皮肤的部分具有自黏性，能与皮肤紧密贴合，固定牢固。由于超薄泡沫敷料为薄型泡沫敷料，在具备局部减压效果的同时，不会影响口罩的密闭性。在物资紧缺的条件下也可选择水凝胶敷料或水胶体敷料，这两种敷料具有良好的顺应性，粘贴方便，且接触时不易引发撕拉伤[22-23]。在佩戴口罩之前，医务救援人员可根据面部受压的部位差异裁剪合适大小的敷

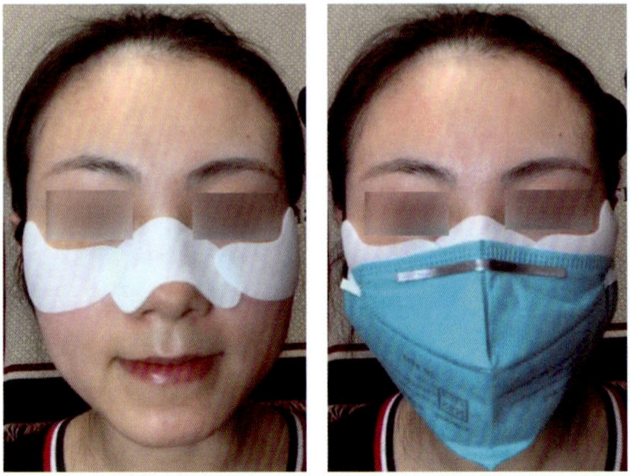

图 2-4 水凝胶敷贴预防口罩物理性压力损害的使用示范

料，粘贴于易发生物理性压力损害的部位，如鼻部、两侧脸颊和耳后部等，预防物理性压力损害的发生。若敷料使用过程中出现过敏现象，应立即停用该种敷料，更换另一种敷料[9]。

（3）使用保湿乳或凝胶：皮肤清洁和适度的湿润有助于预防物理性压力损害。在佩戴口罩前可清洁易发生物理性压力损害的部位（鼻部、脸颊部和耳后部），涂抹保湿乳或凝胶，加强润滑，减轻皮肤与口罩间的摩擦[7,9]。

（4）轻微物理性压力损害的处理：表皮完整的轻微压痕一般能自行消退，无需特殊处理。对于无菌的小水疱，可待其自然吸收，保持表皮完整。若出现红肿，在摘掉口罩并清洁面部后，用 3 ~ 4 层纱布在冷开水或生理盐水中浸湿，每 2 ~ 3 小时冷敷 1 次，每次 20 分钟左右。冷敷后建议涂抹保湿乳，避免热水烫洗、酒精擦拭或其他刺激[7]。

（5）较重物理性压力损害的处理：若红肿严重、出现面积或张力较大的水疱及糜烂，可用无菌注射器从疱底部吸出疱液，将聚维酮碘用生理盐水 1 ∶ 9 稀释后冷敷，敷完后根据渗液等情况选用合适的医用敷料保护创面，未破损的皮肤可继续涂抹保湿乳。已发生感染者可局部外用复方多黏菌素 B、莫匹罗星、夫西地酸等外用抗菌药物[7]。

2. 荨麻疹的防治措施

（1）选择合适的口罩：医务救援人员应选择适合脸型大小的最佳型号口罩，避免佩戴过紧诱发压力性荨麻疹[7]。此外，佩戴口罩前应核实口罩的来源及保质期，防止医务救援人员因佩戴劣质口罩而诱发接触性荨麻疹。一旦发生接触性荨麻疹，须立即更换口罩。

（2）荨麻疹的药物治疗：对于迟发性压力性荨麻疹，氨苯砜可考虑作为一线治疗药物[20]。症状控制不佳建议及时前往皮肤专科进行治疗，必要时需要口服糖皮质激素、氯喹，甚至应用大剂量丙种球蛋白、抗肿瘤坏死因子 α（TNF-α）及奥马珠单抗等[12]。对于接触性荨麻疹，一线治疗药物为抗组胺药，如西替利嗪、氯雷他定等。其次为光疗和光化学疗法，以及使用抗抑郁药、糖皮质激素等[7,12]。

3. 接触性皮炎的防治措施

（1）去除变应原，保护皮肤屏障：佩戴口罩前核实口罩的来源及保质期，涂抹保湿乳。一旦出现瘙痒或刺痛等接触性皮炎症状，应立即更换其他材质的口罩[7,14]。

（2）外用治疗：发生接触性皮炎后，应避免热水烫洗、酒精擦拭、面部清洁剂（洗面奶）等刺激皮肤。轻症者如局部出现淡红斑、瘙痒或刺痛，在清洁皮肤后涂抹保湿乳即可。重症者可外用不含氟的弱中效糖皮质激素，若出现水疱和糜烂，可给予冷湿敷（方法同压痕的处理），后外用糖皮质激素乳膏或他克莫司乳膏[7,14,24]。

（3）系统治疗：对于泛发的严重接触性皮炎首选糖皮质激素，应注意激素的禁忌证，以免发生不良反应。对于瘙痒明显的接触性皮炎，可口服抗组胺药[7,14,24]。

4. 皮肤干燥、脱屑的防治措施

（1）在条件允许的情况下，佩戴口罩前于面部皮肤涂抹保湿乳[7]。

（2）摘除口罩清洁皮肤后，立即涂抹高效保湿且无刺激性的霜剂或乳剂，如维生素 E 乳膏、绵羊油、凡士林以及含尿素或神经酰胺的护手霜、润肤乳[7,25]。

5. 佩戴口罩引起的其他皮肤疾病的防治措施

（1）痤疮样损害：治疗方面可按一般痤疮的治疗原则处理，每日至少温水洗脸 2 次，不用碱性强的肥皂，合理选用面部清洁剂，戴口罩前后涂抹含有控油成分的保湿乳。轻度丘疹、脓疱可外用抗生素类乳膏或过氧化苯甲酰乳膏，黑头、白头粉刺选用维 A 酸类乳膏；重症痤疮建议在皮肤科医生指导下治疗，若无条件可酌情口服米诺环素或异维 A 酸等[7,25]。

（2）原有皮肤疾病加重：①具有基础皮肤病的医务救援人员在安全环境中尽量不戴或缩短戴口罩的时间，可在口罩里垫两层纱布隔绝皮肤与口罩。在皮肤科医生的指导下选用适合自身的面部清洁剂和保湿乳，预防疾病的加重。②如原有皮肤疾病加重，应在皮肤科医生指导下调整药物治疗方案[7]。

（董励耘）

第二节　佩戴护目镜或面罩引起的皮肤黏膜屏障损伤与防护

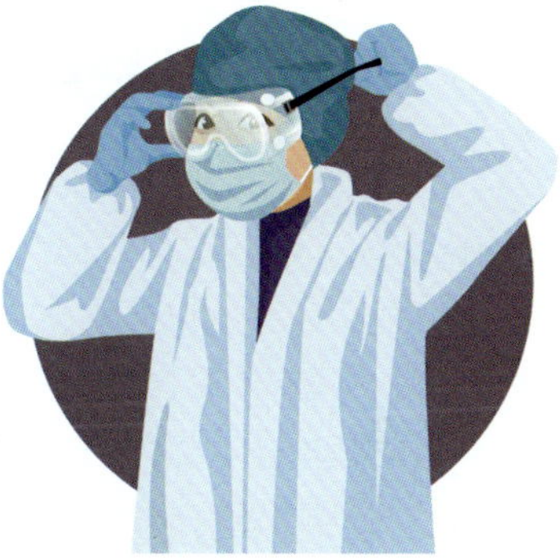

在临床工作中，为了预防眼结膜感染及接触传播，医务人员眼睛和面部的防护至关重要。在各种有创性操作及重大传染病的治疗中，医护人员往往需要长时间佩戴护目镜或面罩，来保护眼睛和面部不受污染。这类防护设备由于质硬、密闭，会对局部皮肤造成长时间压力，故容易导致器械相关压力性损伤及一系列皮肤问题的发生。本节重点介绍常见的护目镜或面罩所致皮肤损伤的特点及其防护治疗策略。

一、护目镜及面罩的使用

在重大传染病防治工作中，以下情况应佩戴护目镜或防护面罩（屏）等个人防护用品：①医务人员接触甲类传染病、新发再发传染病或原因不明的传染病患者；②近距离接触经空气传播或飞沫传播的传染病患者；③可能受到患者血液、体液、分泌物喷溅；④存在患者咳嗽或者打喷嚏的飞沫污染眼部或面部的风险（视频 2-2）。

二、护目镜或面罩引发的皮肤损伤

由于对密闭性的要求，护目镜需紧贴于面部皮肤，故

视频 2-2　正确戴护目镜或防护面罩

与护目镜边缘接触的皮肤部位长期处于受压状态，容易出现医疗器械相关压力性损伤（图 2-5）[26-27]。器械相关压力性损伤多发于脂肪组织较少的部位，此类部位组织顺应性差，压力分布不均匀，容易在局部形成较大压强，如额部、颧骨等部位。受压部位局部血液循环不佳，组织缺血缺氧，加之皮肤蒸发的水分易聚集在护目镜内侧，使面部皮肤长期处于潮湿的环境中，皮肤软化浸渍，角质层对抗外界压力和剪切力的能力下降，皮肤容易出现压痕[28]。如果在活动过程中防护用具与皮肤受压点来回摩擦，易

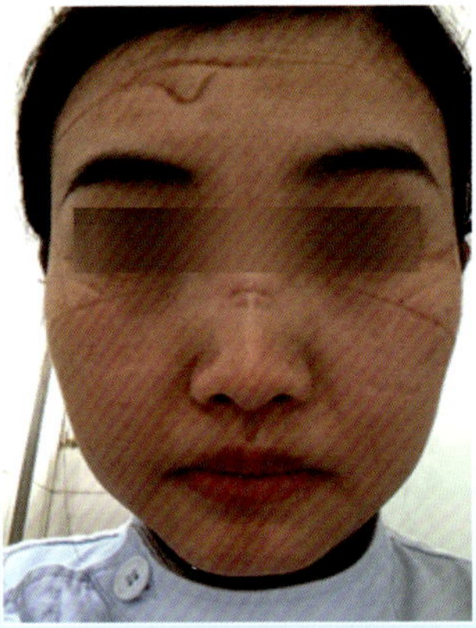

图 2-5　佩戴护目镜导致的额部压痕

使皮肤出现发红、水疱或破溃，引发疼痛甚至继发感染。额部是防护面罩的主要受压部位，容易出现压痕，形成水疱、破溃等压力性损伤。另外，护目镜及防护面罩的固定带容易与耳后皮肤发生相互摩擦，可以引起耳后皮肤发红、破溃。

与皮肤接触的护目镜和防护面罩边缘多为塑料、橡胶材质，对于部分皮肤敏感的人员，可以引发接触性皮炎，导致皮肤发红、发痒，出现水疱和渗出等损害。另外，在护目镜形成的封闭环境下，汗液得不到及时蒸发，湿热环境下皮脂腺分泌皮脂较为旺盛，容易造成毛孔堵塞出现痤疮样皮损，如粉刺。

三、护目镜或面罩引发皮肤损伤的预防

预防器械相关压力性损伤的关键是减轻皮肤局部压力和缩短压迫时间[29]。在保证防护效果的前提下，材质柔软、可塑性强的防护用具对皮肤的顺应性强，压力分布更为均匀，局部压强相对较小。

在受压集中部位及反复摩擦部位，如额部护目镜上缘压迫处，可通过使用敷料来重新分布压力、减小压强及避免相对位移产生的摩擦从而预防压力性损伤。临床医疗中使用较多的水凝胶敷料、水胶体敷料及泡沫敷料均可以发挥预防压力性损伤的作用。

（1）水凝胶是一类含水量丰富、具有三维网络结构的材料，具有利于伤口愈合的特点。水凝胶敷料具有良好的生物相容性和顺应性，多孔结构保障其透气性，并通过吸收水分和释放水分保证皮肤含水量适宜，还可以起到冷却和镇痛的效果[30]。

（2）水胶体敷料同样顺应性良好，可以贴合不规则部位皮肤，同时不影响防护用品的密闭性[30-31]。与水凝胶敷料相同，其用于压力部位皮肤后，可以减小器械带来的较大压强，避免器械与皮肤之间的摩擦，很好地预防压力性损伤[32]。另外，水凝胶敷料和水胶体敷料均具备自黏附特性，粘贴方便，且揭除时不易引起撕拉伤[22-23]。

（3）泡沫敷料在临床上经常被用作预防压疮的减压敷料，其对压力和剪切力的保护功能很强，且具有良好的液体吸收能力[30,33]，但泡沫敷料的厚度及材质特点决定其顺应性不如水凝胶敷料和水胶体敷料，使用过程中需注意不能影响护目镜的密闭性。另外，持续的压迫和长时间的潮湿环境会增加器械相关压力性损伤的风险，医护人员在离开工作环境后应尽快取下护目镜及面罩，利于皮肤的自身修复。

四、护目镜或面罩引发的皮肤损伤的治疗

1. 器械相关压力性损伤的治疗

对于表皮完整的单纯压痕，无需特殊处理，可自行恢复。对于无菌的小水疱，应尽量保持表皮完整，待其自然吸收。面积大或张力较大的水疱，用无菌注射器从疱底部吸出疱液，给予湿敷后外用抗生素软膏，尽量避免表皮撕脱。

如果出现糜烂及渗出，伤口消毒后用生理盐水进行湿敷，外用抗生素软膏预防感染，结合渗液情况选择合适的敷料；如果渗液较多可选用吸收性较好的海藻酸盐敷料、泡沫敷料，中等渗液适用水胶体敷料，渗液较少或干燥创面则可以选用水凝胶敷料、薄膜敷料[30]。

如果皮肤出现溃疡，同样需要湿敷促进伤口收敛，并根据渗液量选用合适的敷料；伴有感染的溃疡可以适当选用银离子敷料，抗菌的同时减少频繁更换敷料带来的二次损伤。另外，表皮生长因子、成纤维细胞生长因子可以促进细胞增殖，加快伤口愈合。深度溃疡和慢性溃疡应视情况选择清创手术。

2. 变态反应性皮肤疾病的治疗

接触性皮炎是皮肤对防护装备成分产生的变态反应，需注意避免再次接触致敏原。治疗上以口服抗组胺药和外用糖皮质激素为主，渗出较多时需进行湿敷，有破溃时则可以外用抗生素软膏。

3. 痤疮的治疗

一般性治疗主要包括：适当皮肤清洁、合理选用护肤品（水溶性保湿剂为主且不含激素）、少吃甜食、避免用手挤压等。

局部可选用维A酸制剂（调节上皮角化）、过氧化苯甲酰（杀灭痤疮丙酸杆菌）和水杨酸制剂（溶解粉刺、抗炎），以及红霉素软膏、克林霉素凝胶、氯霉素酊等抗生素制剂，效果不佳时还可以联合红蓝光治疗。中重度痤疮需要在专科医生指导下视情况加用口服药治疗，如米诺环素、异维A酸胶囊等，还可选择中药治疗或光动力治疗。

（周诺娅）

第三节 佩戴手套引起的手部皮肤黏膜屏障损伤与防护

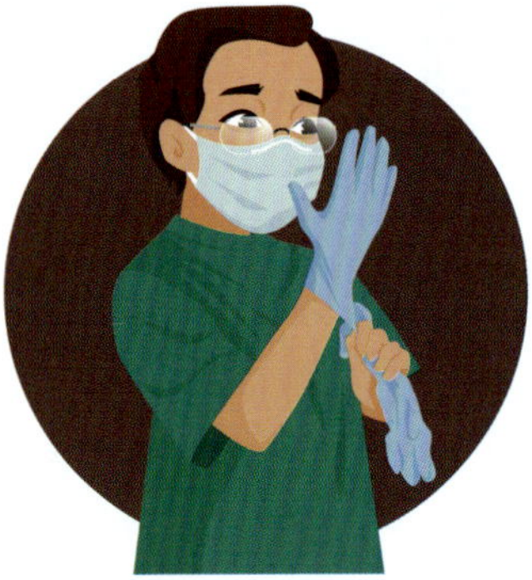

重大传染病疫情期间，病原体可能通过多种途径进入人体并引发疾病。无论经飞沫传播，还是粪-口传播，手都是非常重要的传播介质，污染的手既可以感染自己，也可以感染他人。在传染病高危场所或医务人员接诊患者时，佩戴手套是必不可少的防护措施。医用手套用途广泛，在保护患者和医务人员方面发挥着不可替代的作用，尤其是在接触患者血液和体液、处理锋利物和受污染的设备，以及开展侵入性操作时[34]。

一、正确佩戴手套

常用医用手套主要是橡胶手套，可由天然橡胶或合成橡胶制成。

手套的表面可分为麻面、光面、有粉表面和无粉表面[35]，佩戴时手感有所不同。根据《医院隔离技术规范》[36]，应根据不同操作的需要，佩戴合适种类和规格的手套。医务人员须正确戴、脱无菌手套。一次性手套必须一次性使用。

开展手术、侵入性操作或过敏体质者慎用有粉手套，建议使用无粉手套[37]。对天然橡胶过敏者应佩戴合成橡胶手套[35]（视频 2-3）。

视频 2-3　正确戴手套

医务人员应根据自身手掌的大小佩戴合适尺码的手套[35]，避免过松或过紧。

佩戴多层手套可由于封包效应引发皮肤屏障破坏，建议佩戴单层手套[7]。但医务人员在对患者进行有创性治疗或有可能接触患者体液、血液时，为减少经皮肤的职业暴露，可戴双层手套[38-40]。目前尚不确定三层或更多层手套是否会增强保护性[39]。

二、佩戴手套相关的手部皮肤损伤

橡胶添加剂、促进剂及天然橡胶本身均有可能造成对皮肤的刺激并导致过敏。佩戴手套会形成不透气、不透水的封包环境，如果佩戴时间过长会引起皮肤浸渍和屏障损伤，进一步增加医务人员罹患或加重手部皮肤病的风险。与佩戴手套相关的皮肤损伤主要包括：非免疫性刺激性接触性皮炎、湿疹、接触性荨麻疹、变应性接触性皮炎等[41-45]。有手湿疹的医务人员更容易对橡胶添加剂产生过敏反应[46]。

（一）佩戴手套引起的常见皮肤疾病

1. 手部刺激性接触性皮炎

佩戴手套引起的刺激性接触性皮炎（图 2-6）既可以呈急性皮炎的表现，也可以呈亚急性或慢性皮炎的表现。急性皮炎表现为手部红斑，可有水肿和水疱，渗出明显。亚急性皮炎的渗出较少，红斑、丘疹显著，有时有明显的鳞屑。慢性皮炎的典型表现是肥厚斑块、角化过度，可有脱屑和皲裂，由于搔抓明显可形成苔藓样变。无论是哪一型皮炎，瘙痒、灼热感均是最常见的症状，有时伴疼痛。皮炎处置不当可继发感染。早期轻度皮炎通常起始于指蹼和指关节部位，其后累及手掌，最终可以扩大到整个手和手腕区域[47]。

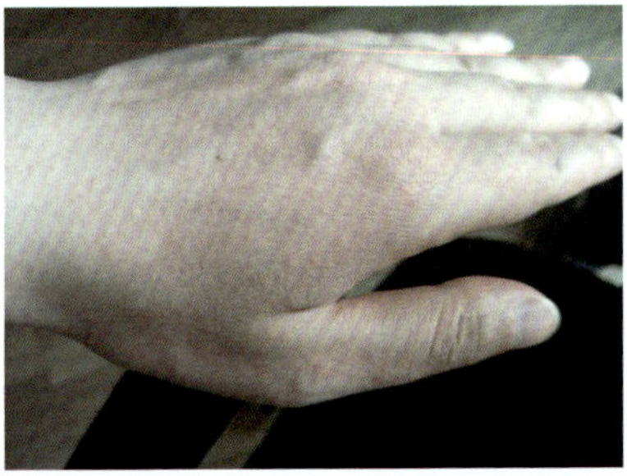

图 2-6　因佩戴手套引发的刺激性接触性皮炎

2. 手湿疹

湿疹是一种慢性复发性疾病，佩戴手套可导致手湿疹和（或）手腕湿疹或诱导既往手湿疹复发。急性期可出现斑疹、丘疹、水疱和水肿，慢性期以斑块、结痂、鳞屑、角化过度和裂隙为主。症状包括瘙痒、烧灼、疼痛，可导致睡眠障碍和情绪障碍[48]。

3. 手部接触性荨麻疹

佩戴手套后立即发生的荨麻疹样皮疹是由反复佩戴和取下手套相关的剪切力以及手套本身施加的物理压力共同引起[43]。

4. 手部变应性接触性皮炎

变应性接触性皮炎是一种Ⅳ型（迟发型）超敏反应，发病机制为抗原或半抗原诱导的T细胞应答。致敏后，皮肤再次暴露于抗原可产生细胞介导的免疫反应，出现典型的红斑、水疱、瘙痒，伴或不伴有鳞屑。慢性期可出现苔藓化、皲裂，影响手部功能[45]。

三、佩戴手套相关手部皮肤损伤的预防

既往最常用的医用手套为天然橡胶手套，然而天然橡胶可能诱发严重过敏反应，甚至曾有致死性过敏反应的报道[49]。目前合成橡胶手套已成为主流，但是依然有变应性接触性皮炎发生的可能。合成橡胶手套中的1,3-二苯基胍被认为是最常见的过敏原，其致敏作用远远超过以前被认为最致敏的秋兰姆[44]。手套使用频率和持续时间与手套相关的皮肤症状密切有关[44]。建议使用不含1,3-二苯基胍的手套和无粉手套，不佩戴过紧的手套，并在合理防护的前提下减少佩戴手套的频率和持续时间。

建议保湿霜单独使用或联合隔离霜对手部刺激性接触性皮炎进行一级预防，不建议单独使用隔离霜[47]。

四、佩戴手套相关手部皮肤损伤的治疗

对于接触性荨麻疹患者，推荐口服抗组胺药治疗，如

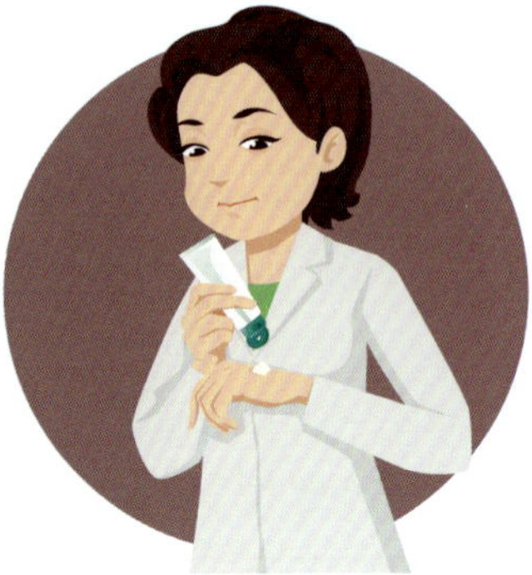

西替利嗪、氯雷他定等。接触性皮炎、湿疹按照皮炎湿疹治疗原则，轻症者清洁皮肤后涂抹保湿乳即可，中重症者可外用糖皮质激素乳膏；若出现水疱与糜烂，可用3%硼酸液或生理盐水冷湿敷，然后外用糖皮质激素乳膏。皮损瘙痒剧烈者可口服抗组胺药[7]。

（史　嬴）

第四节　使用防护服引起的皮肤黏膜屏障损伤与防护

一、防护服的正确使用

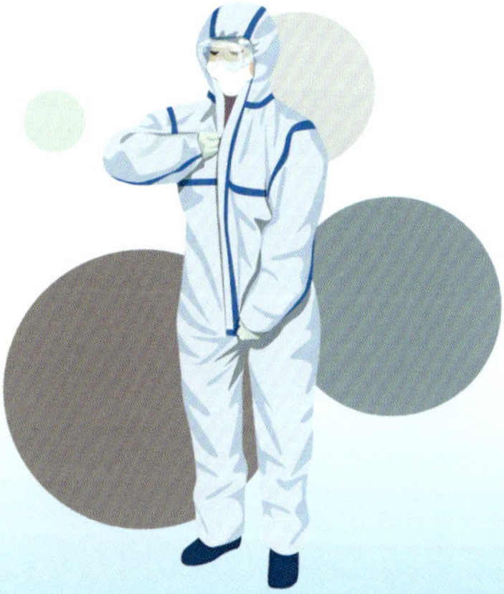

防护服使用范围：进入隔离留观病区（房）、隔离病区（房）和隔离重症监护病区（房）工作时应更换个人衣物并穿工作服（外科刷手服或一次性衣物等），外加防护服。防护服不得重复使用。进入其他区域、在其他区域的诊疗操作原则上不需要使用防护服[50-51]。

二、使用防护服相关皮肤损伤的防治

长期穿防护服可能会导致皮肤多汗、浸渍，由于角质层过度水合导致皮肤屏障损伤，并可引起皮肤菌群失调，继发皮肤瘙痒、湿疹等疾病；腋下、腹股沟等部位由于经常摩擦，容易出现间擦性皮炎和继发真菌、细菌感染。针对以上医务救援人员在穿防护服工作时可能出现的皮肤问题，防护建议如下[7]：

（1）选择大小合适的防护服。不合适的防护服不仅影响工作效率，还可因摩擦、压力等加重皮肤损伤。穿戴好后可通过上举双臂、弯腰、下蹲等简单动作再次评估是否合体。

（2）尽量保障合理的工作时间，避免长时间出汗、皮肤浸渍。

（3）脱下防护服后应立即进行皮肤清洁，加强润肤，工作结束后及时淋浴，避免用过热的水和碱性过强的清洁产品（如肥皂）洗浴，可选用中性或弱酸性沐浴露；清洁后全身涂抹保湿产品，建议选择含有透明质酸、神经酰胺、维生素 E 等具有屏障修复作用的润肤霜。

（4）出现皮肤发白、瘙痒可以外用炉甘石洗剂；出现轻度红斑、丘疹可选择中弱效糖皮质激素制剂外用；若出现糜烂、渗出，可选择 3% 硼酸溶液湿敷，外涂氧化锌软膏；腹股沟等间擦部位出现红斑、丘疹可以试用糖皮质激素与抗真菌药物的混合外用制剂；若皮疹持续性加重或继发感染，建议及时请皮肤专科医生诊治。

（吴　艳）

第五节 使用鞋套引起的皮肤黏膜屏障损伤与防护

一、鞋套的正确使用

（1）医务救援人员进入清洁区时应更换工作鞋或胶靴[51]。在穿戴好防护服后应穿防水鞋套，尽量拉高带子并拉紧系上活结。

（2）在脱防护服前先松解鞋套带子，将防护服向外向下边脱边卷，将鞋套与防护服一起脱除（鞋套卷在防护服里面）。

（3）在摘除口罩、帽子后，进行手卫生并用消毒纸巾清洁工作鞋或胶靴，再次进行手卫生。

二、使用鞋套相关皮肤损伤的防治

与穿防护服类似，长期穿工作鞋和鞋套会导致皮肤多汗、浸渍，尤其是在汗腺发达的足底和趾间。温暖、潮湿的环境有利于真菌的繁殖，继发足癣。在趾缝等经常摩擦部位易出现糜烂，汗液由于细菌的分解会产生臭味，皮损可有明显瘙痒，搔抓还会引起丹毒等继发感染。针对医务救援人员足部多汗及继发

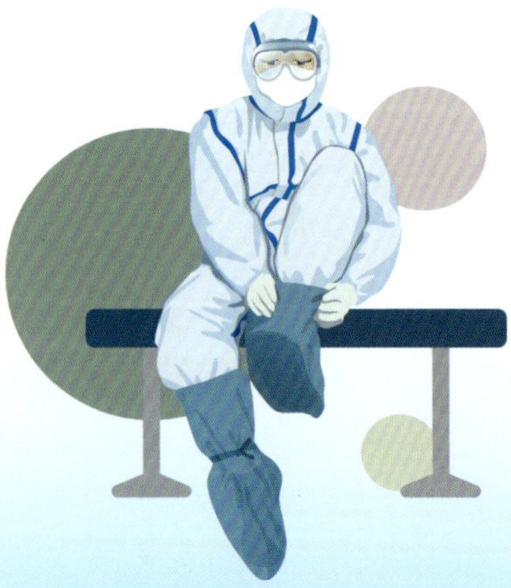

疾病的防护，建议如下[52]：

（1）保持足部干燥清洁，足部洗浴后应及时擦干趾间，避免长时间潮湿。穿透气性好的鞋袜，保持鞋袜的干燥清洁，可以选择分趾的袜子。

（2）注意不与他人共用鞋袜、指甲刀、浴盆和毛巾等，避免交叉感染。

（3）多汗者可用5%的明矾溶液收敛止汗；出现臭味时可用1∶5000高锰酸钾溶液浸泡杀菌，每天半小时；出现糜烂渗出可选用3%的硼酸溶液湿敷配合外涂氧化锌软膏。

（4）外用抗真菌药如酮康唑、联苯苄唑、特比萘芬等可用于足癣的预防和治疗。

（吴 艳）

第六节 紫外线暴露引起的皮肤黏膜屏障损伤与防护

很多病原微生物（如新型冠状病毒）对紫外线敏感[53]，故而紫外线（ultraviolet radiation，UV）消毒作为一种安全、经济、广谱灭菌的物理方法，是医疗工作和重大疫情中常用的消毒手段。

紫外线的波长范围在100～400 nm之间，根据波长可将紫外线分为3段：UVA波长320～400 nm、UVB波长290～320 nm、UVC波长100～290 nm。紫外线杀菌消毒作用显著的波长在300 nm以下，其中波长

254 ~ 257 nm 的紫外线杀菌消毒作用最强，因此紫外线消毒灯的辐射线中 80% 是波长为 254 nm 的 UVC。该波段的紫外线可被微生物（细菌、病毒、芽孢等病原体）中 DNA 或 RNA 的碱基吸收，破坏核酸分子中一个或多个化学键，造成核蛋白或核酸的分解和变性，使蛋白质的结构和功能发生改变，最终造成病原微生物灭活或不能分裂增殖，达到杀菌消毒的目的。在 2003 年 SARS 流行期间，专家发现使用强度大于 90 μW/cm^2 的紫外线照射 30 分钟可以杀灭 SARS 病毒（SARS-CoV），而新型冠状病毒与 SARS-CoV 存在相似性，紫外线也可以作用于新型冠状病毒的 RNA，使其断裂，不能正常合成所需要的蛋白质，从而杀灭病毒。

紫外线主要用于室内空气、物体表面、水或其他液体的消毒。由于其辐射能量低，穿透力弱，因此在消毒时必须使被消毒部分充分暴露。从理论上讲，紫外线消毒时不应有人员在场，然而在重大传染病疫情防控中，需频繁使用紫外线消毒，故人员暴露于紫外线并不罕见。有文献显示，在新冠肺炎疫情防控中有约 16.7% 的一线医护人员在工作中曾直接暴露于紫外线消毒灯下，给身体带来一定损害[7]。

一、紫外线引起的皮肤黏膜损伤

在无防护的情况下，皮肤长期暴露于紫外线可以导致皮肤出现红斑（图 2-7）、水肿、水疱、糜烂、渗出、脱屑和色素沉着等。从长远看，紫外线暴露可以导致光老化，严重时还能诱导皮肤肿瘤。通常，紫外线照射后可有瘙痒、疼痛和触痛等不适。

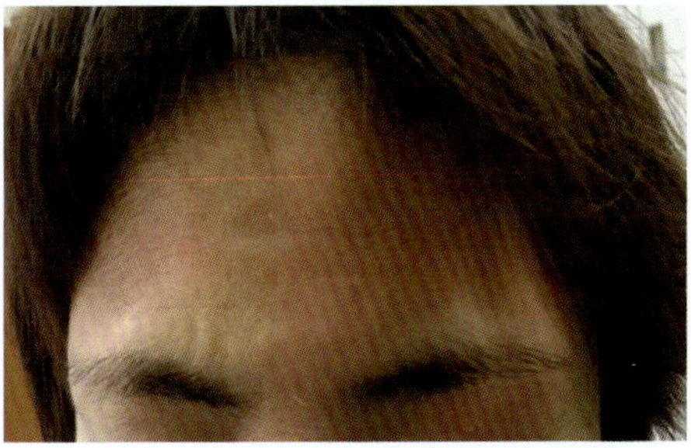

图 2-7　紫外线导致的皮肤红斑

24 小时内眼睛暴露于紫外线累计 15 分钟以上时可出现相关症状，早期表现为异物感、眼胀、视物模糊、烧灼感，进一步可出现眼痛、畏光、流泪、眼睑痉挛。检查时可见眼睑皮肤潮红、结膜充血水肿，角膜透明度下降，角膜上皮点状或片状剥脱，荧光素染色阳性，角膜知觉减退等[54]。

有些紫外线灯可产生臭氧，而臭氧对细菌、真菌、病毒等微生物也具有灭活效应，但过度吸入臭氧会产生头晕、恶心、干呕、咳嗽、呼吸困难等不良反应。因此，医护人员在临床工作中应做好防护，避免近距离、长时间的紫外线暴露。

二、紫外线引起皮肤黏膜损伤的防护措施

1. 着装防护

如果必须暴露于紫外线消毒灯下，则应在打开紫外线消毒灯前穿好防护服，如无防护服，可着长袖工作服和长裤，注意遮盖好颈部，戴工作帽和医用口罩、护目镜，橡胶手套需套住袖口，穿鞋套或防护靴，同时可外加医用防护面罩，尽量减少皮肤外露。紫外线是一种低能量的电磁

辐射，尤其是UVC，穿透力极弱，在比较全面的防护着装下，可明显降低紫外线对皮肤和眼睛的损害。

2. 安全提示

紫外线灯开关最好安装在室外，并在开关上贴上提示，以免误开。如消毒灯在室内，打开消毒灯后，应避免直视紫外线消毒灯，尽快离开。目前市场上销售的遥控式紫外灯也可以较好地规避紫外线的直接照射。消毒开始时，应在门上悬挂警示牌，避免他人误入。消毒结束后，应快速关闭消毒灯，此时空气中含有臭氧和一些有害物质，需开窗通风一段时间后再进入。

3. 设施改造

普通向下照射的紫外线灯只能在无人状态下使用，而循环风紫外线空气消毒器虽然可以在有人的情况下开启，但对房间的密闭性要求非常高。可以使用上层空间紫外线照射杀菌，下方安装挡板或百叶窗，通过上下层空气的循环流动达到持续消毒的目的，这种构造可在有人的情况下持续消毒。

4. 防晒霜

研究显示，在有限时间内防晒霜可起到一定的防御作用[55]。防晒霜一般含有紫外线反射剂和紫外线吸收剂，二者互相协同，以抵御空气中的紫外线，但是目前市面上的防晒霜主要针对UVA和UVB，对UVC的作用不大。

三、紫外线引起皮肤黏膜损伤的治疗措施

当皮肤或眼睛症状较轻时，可先按照下述方法自行治疗，如出现症状加重时需前往皮肤科或眼科专科就诊。

1. 基础护理

（1）皮肤：注意防晒，穿纯棉、宽松的衣服，避免

搔抓、摩擦、烫洗，沐浴时推荐使用低敏、无刺激的洁肤用品，其 pH 值最好接近于表皮正常生理情况下的 pH 值（约为 6）。外用润肤剂可以阻止皮肤水分蒸发、帮助皮肤屏障功能修复、减弱外源性不良因素的刺激，必要时可给予冷敷。

（2）眼睛：减少光刺激，避免眼球转动和摩擦，必要时戴有色眼镜，可冷敷，闭目休息。

2. 局部治疗

（1）皮肤：①轻度红斑：外用炉甘石洗剂或中弱效糖皮质激素。②水肿性红斑：外用炉甘石洗剂或中强效糖皮质激素。③渗出：生理盐水或硼酸溶液湿敷。④水疱。轻者可自行消退，重者可用无菌注射器抽吸疱液，破溃处可用生理盐水清洗，无菌辅料覆盖，必要时局部可外用抗生素软膏预防感染[7]。

（2）眼睛：建议眼科专科诊治。

3. 系统治疗

（1）皮肤：瘙痒较重者可口服抗组胺药；疼痛较重者可口服非甾体抗炎药，如布洛芬等。

（2）眼睛：建议眼科专科诊治。

（李　琨）

第七节　女性医务工作者的特殊防范措施

据统计，我国目前执业医师中女性占 45.8%，而护理人员中女性的比例高达 97.7%[56]，女性医务工作者在医疗队伍

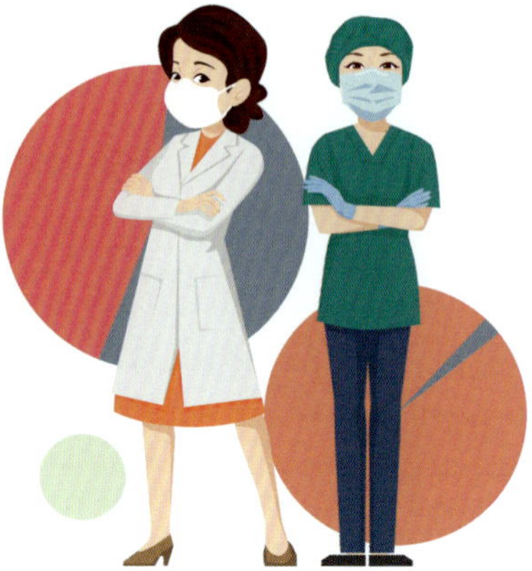

中占比很大，发挥着重要作用。女性具有其生理特殊性，在重大传染病疫情的防护中应根据女性医务工作者的生理特点，满足其在特定工作环境下的生理需要，并采取有针对性的防护措施。

一、女性外阴的生理特点 [57]

女性的阴道与尿道口、肛门相互邻近，尿道较短，阴道与外界相通。外阴是保护女性生殖系统的第一道防线，具有特殊的微生态。外阴为皱褶部位，易于潴留白带、月经，容易受尿液、粪便的污染。长期穿防护服及使用卫生用品，尤其是月经期间，尿液、白带、月经等可能会持续刺激外阴甚至腹股沟、肛周部位的皮肤，引起皮肤黏膜屏障受损、局部微生态失衡，导致相关的皮肤疾病。

女性外阴部位的皮肤不同于其他部位，最外层的角质层较薄，摩擦后易受到损伤，对外界的抵抗能力较弱，应尽量避免搔抓、摩擦。自阴阜至大阴唇外侧均覆有阴毛，虽然具有一定的保护作用，但同时也易于附着尿液及其他分泌物。微生物及其他物质也可以通过毛囊开口进入皮肤。外阴具有特殊的局部微生态，其 pH 值偏酸性，应避免过度清洗、减少接触碱性洗浴用品，以免破坏局部微环境。外阴皮肤的水合作用更强，故相比于前臂等部位的皮肤，更容易受到外用药物的影响，所以也应避免使用强效及刺激性外用药。

二、女性卫生用品引起的皮肤损伤及防护

1. 外阴瘙痒症 [58-59]

精神因素、感染、接触性皮炎均可引起外阴瘙痒。防治措施包括：①去除病因、治疗原发病。包括抗感染、抗炎症、避免接触过敏原等；②对症处理。可使用外用局部麻醉药（如复方利多卡因乳膏）、抗组胺药（如5%多赛平软膏）、弱效或中效糖皮质激素类乳膏、外用免疫抑制剂（如他克莫司软膏、吡美莫司乳膏），不能控制症状时可口服抗组胺药，如氯雷他定、西替利嗪等；③局部护理。温水短时清洗，应避免过度擦洗，保持外阴干爽，适当使用润肤剂，穿棉质宽松内裤等。

2. 外阴湿疹及间擦疹 [60]

一线女性医务工作者在使用卫生巾、成人型纸尿裤等且无法定期更换时，外阴、腹股沟及肛周部位潮湿、温热，汗液、尿液及月经出血的局部刺激可破坏皮肤黏膜屏障，微生物可引发或加重湿疹及间擦疹。防治措施包括：①局部护理。避免过度搔抓、过度清洗，加强局部润肤，穿宽松、棉质内裤等。②局部治疗。无水疱、糜烂、渗出时，可使用弱效或中效糖皮质激素乳膏、外用免疫抑制剂（如他克莫司、吡美莫司乳膏或软膏）。有糜烂但渗出较少时可外用氧化锌油剂，大量渗出时可选用3%硼酸溶液、0.1%盐酸小檗碱溶液、0.1%依沙丫啶溶液等进行冷湿敷。如有继发感染，可外用抗生素乳膏如复方多黏菌素B软膏、夫西地酸乳膏等。③系统治疗。口服抗组胺药如氯雷他定、西替利嗪等。

3. 接触性皮炎[60]

女性医务工作者在使用卫生棉条、卫生巾、月经杯、成人型纸尿裤等时，少数医务人员可能会发生变应性接触性皮炎。防治措施包括：①一旦发生接触性皮炎，应立即停止使用引起接触性皮炎的卫生用品。②尽量选用无色、无香味、表面层为棉质的卫生用品，卫生用品存放时注意保持干燥、清洁，尽量穿浅色内裤。③局部治疗。无水疱、糜烂、渗出时，可使用弱效或中效糖皮质激素乳膏、外用免疫抑制剂（如他克莫司、吡美莫司乳膏或软膏），如有糜烂、水疱但渗出较少时可外用氧化锌油剂。④系统治疗。口服抗组胺药如氯雷他定、西替利嗪等。

4. 毛囊炎、疖[61]

女性的外阴部自阴阜至大阴唇外侧均覆盖阴毛，感染金黄色葡萄球菌后可发生毛囊炎，当感染累及全毛囊及毛囊周围组织时可发生疖，其防治措施包括：①尽量选用轻薄、透气的卫生用品，穿着宽松、棉质内裤。②局部治疗。外用抗生素类药物，如莫匹罗星软膏、复方多黏菌素B、夫西地酸乳膏等。③较大或复发性疖可选择口服抗生素治疗。④较大的疖可选择热敷或外敷10%鱼石脂软膏，以促进皮损的成熟和减轻症状，有波动的皮损应切开引流、换药。⑤因女性阴道口与尿道口邻近，且尿道较短，易受到感染，如出现尿道口分泌物增多、尿道刺激症状时，应警惕尿道炎的发生。

5. 中毒性休克综合征[61-62]

中毒性休克综合征（toxic shock syndrome，TSS）最早因与女性使用卫生棉条引起的感染有关而受到关注。月经相关的TSS是由产生中毒性休克综合征毒素1

（TSST-1）的一类金黄色葡萄球菌引起。临床表现为突发高热、呈向心性分布的弥漫性猩红热样皮疹、手掌足跖水肿性红斑、黏膜充血、“草莓舌”、全身非凹陷性水肿，伴随肌肉疼痛、呕吐、腹泻、头疼、咽痛等，病情进展迅速可出现休克。可累及多个系统如胃肠道、肝、肾、中枢神经系统、血液系统、肌肉等。

TSS 的诊断标准如下[61-63]：

（1）临床标准

- 发热：体温＞ 38.9℃。

- 弥漫性红斑。

- 脱屑：于皮疹发作后 1 ～ 2 周发生。

- 低血压：成人收缩压＜ 90 mmHg，儿童收缩压＜同年龄组儿童血压的 5%。

-3 个及以上系统受累：胃肠道（呕吐或腹泻）、肌肉（严重肌痛或肌酸激酶≥ 2 倍正常上限）、黏膜（红斑）、肾［血尿素氮（BUN）或肌酐（Cr）≥ 2 倍正常上限，或尿沉渣伴有肾盂积水且无尿路感染］、肝［总胆红素、谷丙转氨酶（ALT）或谷草转氨酶（AST）≥ 2 倍正常上限］、血液系统（血小板≤ 100×10^9/L）、神经系统（意识改变且无发热和低血压时的神经症状）。

（2）实验室标准（以排除其他病因）

- 血培养可出现金黄色葡萄球菌阳性，咽拭子、脑脊液细菌培养阴性。

- 落基山斑疹热、钩端螺旋体病、麻疹等血清学试验阴性。

（3）分类

- 疑似：＞ 4 项临床标准和实验室标准。

- 确诊：符合 5 项临床标准和实验室标准，包括脱屑。

TTS 的防治措施包括：①尽量避免选用与阴道密切接触的卫生用品如卫生棉条、月经杯，选用轻薄、透气的卫生用品，穿着宽松、棉质内裤。②一旦发生 TSS，应立即去除引起感染灶的卫生棉条、棉球、棉塞等。如有皮肤感染灶，应及时治疗。③药物治疗选用耐 β- 内酰胺酶的抗生素，如苯唑西林、萘青霉素或第一代头孢菌素。当存在耐甲氧西林金黄色葡萄球菌感染时应考虑万古霉素或利奈唑胺作为一线用药。④对于使用抗生素后休克仍不能被纠正的重症患者，可酌情使用小剂量糖皮质激素。⑤重症患者需加强支持治疗，如纠正低血压、呼吸支持等。

（胡　坚）

第八节　医务人员常见皮肤病的自我诊治与防护

在重大传染病疫情的救治工作中，医务人员需要频繁使用消毒剂并长时间穿戴防护服、口罩、护目镜、手套等医用防护装备，易引起诸多皮肤问题或加重原有皮肤疾病，给医务人员的防疫工作带来一定困扰，开展必要的防治工作可减少此类皮肤病的发生，为医务人员的日常皮肤防护提供指导。

一、压力性损伤

1. 临床特点

医疗器械相关压力性损伤（medical device related

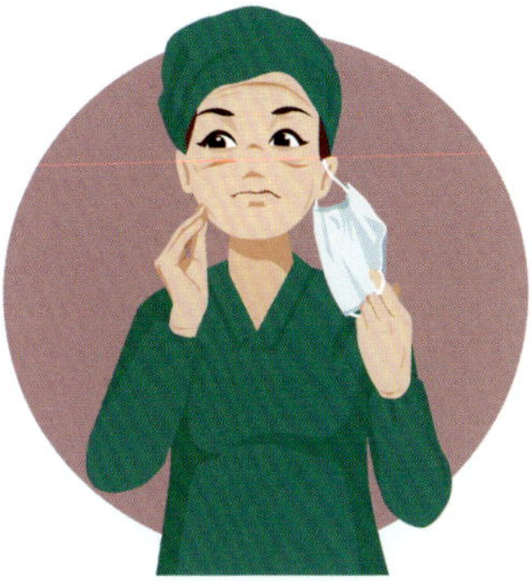

pressure injury，MDRPI）是指在使用医疗器械的过程中造成的皮肤和（或）皮下组织的局限性损伤，损伤部位的形状通常与医疗器械的样式或形状相一致，属于压力性损伤的一种[64]。患者皮损处常伴有疼痛，严重者可发生红斑、瘀斑、糜烂。其主要是由于长期存在的强烈压力或联合剪切力、摩擦力，引起局部皮肤组织血液循环障碍而导致。好发于骨隆突处，如额部、颧弓、鼻背、耳后等部位。2016 年 4 月，美国国家压疮咨询委员会（NPUAP）将压力性损伤分为以下 6 类，包括 1 期：出现指压不变白的红斑，皮肤完整；2 期：部分皮层缺失伴真皮层暴露；3 期：全层皮肤缺损；4 期：全层皮肤和组织缺损；此外，还包括不可分期的压力性损伤和深部组织损伤[65]。医务人员的压力性损伤以 1 期和 2 期较常见。

2. 预防和治疗

应对压力性损伤，关键在于预防。应尽早发现症状，及时处理，避免受压，每间隔 1 ~ 2 小时需检查受压部位的压力分布以预防皮损。保持受压部位的皮肤干燥、清洁，促进局部血液循环，按摩受压部位。在易损伤的部位局部外擦含氧化锌、凡士林的润肤剂也可起到缓解摩擦的作用。

可考虑使用预防性敷料，如聚氨酯泡沫敷料或水凝胶敷料。选择预防性敷料时要考虑以下因素：①敷料控制皮肤局部潮湿等微环境的能力；②敷料贴敷及去除的难易程度；③敷料形态需符合贴敷部位的解剖结构；④合适的尺寸[66]。需要注意的是，预防性敷料不可层叠过多，过多也会增加皮肤 - 器械接触面的压力从而增加诱发皮损的风险。

压力性损伤的治疗方法如下：

（1）局部治疗。对于已出现压力性损伤的患者，轻微压痕无需特殊处理，经轻轻揉捏促进局部循环常可自行消退。1 期压力性损伤可使用生理盐水局部清洗后，外贴水胶体敷料或泡沫敷料；如出现红肿可外用多磺酸粘多糖乳膏。2 期压力性损伤常表现为糜烂、渗液，可使用生理盐水或 3% 硼酸溶液清洗后，外用红霉素、夫西地酸或莫匹罗星软膏[7]，可联合使用表皮生长因子凝胶。如皮损感染明显或伴有全身症状，可根据细菌培养的结果选择敏感抗生素治疗。

（2）日常护理。在日常的皮肤护理中，要保持皮肤清洁干燥，使用 pH 值平衡的皮肤清洁剂，不可按摩或用力擦洗有压力性损伤风险的皮肤。使用隔离产品时避免皮肤长期密闭于过度潮湿的环境中，以及使用润肤剂使干燥皮肤保持湿润，都可降低发生压力性损伤的风险。

二、接触性皮炎

1. 临床特点

皮肤接触某些物质后可发生两种类型的接触性皮炎：刺激性接触性皮炎和变应性接触性皮炎。刺激性接触性皮炎是一种非特异性炎症反应，接触物本身具有刺激性，如强酸、强碱、重金属盐等化学物质，任何人接触后均可发病。患者主要症状为疼痛和烧灼感。潮湿的皮肤状态、冷热温度变化、压迫或摩擦等刺激都会使皮肤变得更加脆弱、敏感。变应性接触性皮炎只有少数患者会发生，其发生机制是接触物作为半抗原诱发机体发生Ⅳ型变态反应。由于接触物的材质、成分和个体反应性不同，轻者表现为局部红斑、轻度水肿，可合并大小不等的丘疹、丘疱疹，皮损部位和范围与接触物的接触部位一致；重者皮损向周围皮肤蔓延，伴明显红肿，可发生水疱、大疱、糜烂、结痂[15,67]，自觉瘙痒、烧灼或胀痛感。

2. 预防和治疗

接触性皮炎的治疗原则是寻找病因，去除刺激物或过敏原与皮肤的接触，并积极对症处理。医务人员在日常工作中应尽量避免接触已知的过敏原或高浓度刺激性化学物质。若不慎接触，应立即用清水冲洗干净，避免暴力搔抓、过度擦拭或热水、肥皂水烫洗。

（1）外用药物治疗。根据皮损情况，选择适当的剂型和药物。轻度红斑、水肿且无渗液时，可选用炉甘石洗剂；急性期有明显渗液时可用3%硼酸溶液做冷湿敷；亚急性期有少量渗出时外用糖皮质激素糊剂或氧化锌油，无渗出时可用糖皮质激素霜剂；合并感染时可联合使用红霉素、夫西地酸或莫匹罗星软膏；慢性期通常选用具有抗炎作用的软膏。

（2）口服药物治疗。以止痒、脱敏为主。轻症可口服抗组胺药如氯雷他定、西替利嗪，可联合口服维生素C片。病情较重时可短期服用糖皮质激素或复方甘草酸苷片。并发感染者可联合使用抗生素类药物。

（3）日常护理。日常生活中应避免搔抓、肥皂水和热水烫洗。脱离手套、口罩等防护装备后，应及时外用含维生素 E、绵羊油、凡士林、尿素或神经酰胺的润肤乳，以维持皮肤的保湿屏障功能。

三、手湿疹

1. 临床特点

手湿疹好发于手背、手指掌面及背面，可蔓延至手腕部。多数情况下，其发生是外源性因素（乳胶手套、肥皂、含氯消毒剂等）和内源性因素（遗传因素、个体易感性和耐受性等）共同作用的结果。手湿疹的皮损呈多形性，急性手湿疹可表现为在红斑的基础上合并针尖至粟粒大小的丘疹、丘疱疹（图 2-8），严重者出现糜烂、渗液。若经久不愈、反复发作，可发展为慢性手湿疹，主要以干燥、皲裂、脱屑和角化过度为主要表现。患者自觉皮肤瘙痒、灼痛，严重者伴有睡眠障碍。

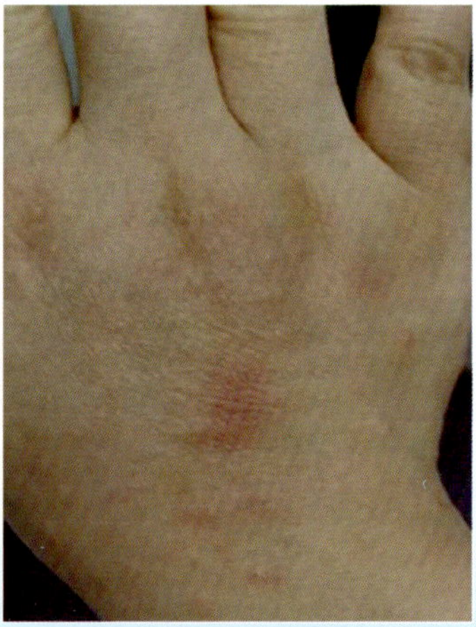

图 2-8　手湿疹

2. 预防和治疗[68-69]

患者须引起足够重视，如出现手湿疹应及时处理，否则有转变为亚急性湿疹或慢性湿疹的可能，增加治疗难度。应仔细检查工作环境、生活习惯、饮食中可能的致病因素，避免搔抓或冷热环境刺激，避免食用辛辣刺激性食物以及海鲜、芒果、浓茶、酒类等易致敏的食物。

（1）外用药物治疗。治疗原则与接触性皮炎相同，根据不同的皮损性质选择适当药物和剂型。急性期渗液较多时可使用3%硼酸溶液冷湿敷，渗液较少后可使用糖皮质激素霜剂、氧化锌油；为防止和控制继发性感染，可应用抗生素软膏。以红斑、丘疹、丘疱疹为主要表现且无渗液时，也可选用局部免疫调节剂如0.03%、0.1%他克莫司软膏或1%吡美莫司乳膏，其可减少长期应用糖皮质激素的不良反应。

（2）口服药物治疗。手湿疹瘙痒明显时，可口服抗组胺药如氯雷他定、西替利嗪等，必要时可两种配合或交替使用。如严重影响睡眠，可联合应用低剂量镇静催眠药。此外，维生素B、维生素C对治疗也有帮助。皮损泛发而口服药物无法控制时，可静脉滴注10%葡萄糖酸钙或10%硫代硫酸钠溶液。继发感染者可配合使用有效抗生素治疗。

（3）日常护理。每次洗手后应尽量涂抹护手霜。可选择含透明质酸、神经酰胺或维生素E等修复皮肤屏障成分的护肤品。出现皲裂、干燥时，应选择含凡士林或尿素成分的护肤品。日常生活中应避免各种外界刺激，如热水烫洗、过度清洗、搔抓等。如条件允许，戴乳胶手套前可加戴棉质薄手套。

四、皮肤浸渍

1. 临床特点

长时间佩戴手套、鞋套、隔离服等防护装备时，因透气性较差，机体的汗液不能及时蒸发，皮肤角质层吸收较多水分可导致表皮变软、变白、起皱，称为皮肤浸渍（图 2-9）。摩擦等机械刺激后表皮易脱落，此时皮肤屏障遭到破坏，易继发感染。皮肤浸渍好发于手足部，手足多汗者尤为明显。部分患者可伴有手足部的浅部真菌感染。

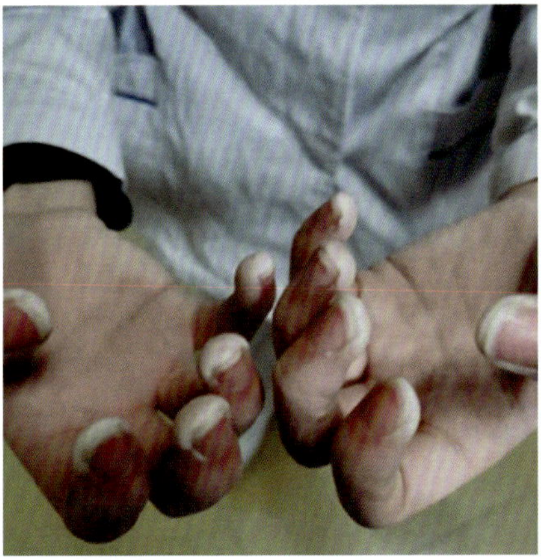

图 2-9 皮肤浸渍

2. 预防和治疗[70]

穿戴防护装备前，可局部外用含氧化锌或凡士林的润肤剂，使皮肤表面形成一层脂质膜，以保护皮肤减少摩擦、防止水化过度并隔离汗液刺激。局部洒适量造口粉（羧甲基纤维素钠）或氧化锌粉也可吸收水蒸气，使皮肤保持干爽，有效减轻浸渍。

脱摘防护装备后，应做到及时清洁，保持皮肤干燥，并使用维生素E乳膏、绵羊油、凡士林以及含尿素或神经酰胺的润肤乳，维护皮肤的保湿屏障功能。浸渍明显时可使用收敛剂如氧化锌乳膏。伴发细菌或真菌感染者应联合应用抗菌乳膏。日常穿宽松鞋袜、使用纱布或棉质衬垫隔离皮肤和防护装备，也可避免浸渍的发生。

五、汗疱疹

1. 临床特点

汗疱疹是指发生在掌跖、指趾屈侧或侧缘的针尖至粟粒大小的水疱，又称为出汗不良性湿疹。其发病机制尚不明确，可能是一种湿疹样超敏反应。精神因素、过敏体质、病灶感染、神经系统功能失调等可能与本病的发生有关。医务人员长时间穿戴乳胶手套、防水鞋时可加重本病。患者自觉不同程度的瘙痒、烧灼或疼痛感。

2. 预防和治疗

避免精神紧张和情绪波动。尽量保持手、足部皮肤干燥。局部药物治疗以干燥、抗炎、止痒为原则。早期水疱性损害可外擦炉甘石洗剂。水疱干涸后，可使用糖皮质激素乳膏，如糠酸莫米松、卤米松乳膏等。自觉瘙痒明显者可口服抗组胺药。

六、延迟性压力性荨麻疹

1. 临床特点

延迟性压力性荨麻疹是一种慢性可诱发性荨麻疹，其特征是皮肤受压后出现瘀斑和（或）血管性水肿。通常为身体某一部位垂直受压30分钟至24小时内出现红斑样深在性水肿，持续数天者较罕见[71]。发作时可伴有寒战、发热、头痛、关节痛等全身不适。站立、步行、穿衣过紧或长期坐于硬物可诱发本病。延迟性压力性荨麻疹的病因尚不清楚，但患者皮损中可观察到IL-6表达增加，以及TNF-α和IL-3的表达。组织病理学可见中性粒细胞和嗜酸性粒细胞浸润，但无血管炎的表现。

2. 预防和治疗[72]

使用防护用具时应避免佩戴过紧，并选择匹配度较好的防护用具型号。如发生压力性荨麻疹，可尝试更换其他类型的防护用具。

本病的治疗原则为抗过敏和对症治疗，但首先应尽快去除病因。常规抗组胺药通常效果较差，可联合口服孟鲁司特。口服糖皮质激素、氨苯砜或柳氮磺胺吡啶对治疗也有帮助。外用药物以清凉止痒为主，可选择炉甘石洗剂外搽。

七、皮肤浅部真菌感染

1. 临床特点

皮肤长时间处于多汗、潮湿、温暖的环境，易继发手足癣、体癣、股癣等浅部真菌感染，可累及手足、躯干、腹股沟、肛周和臀部等。手、足部可表现为深在性水疱，数天后水疱干涸脱屑。体癣和股癣皮损初为红色丘疹、丘疱疹，之后皮损边缘不断向外扩展，形成环状或半环状红斑，其上可见细薄白色鳞屑，患者自觉瘙痒。

2. 预防和治疗

预防本病的发生需注意个人、家庭和集体卫生，避免搔抓和热水烫洗。避免与患者接触。被患者污染的衣、帽、枕、袜等应煮沸、暴晒消毒。尽量保持皮肤干燥，脱离防护装备后及时清洗并外擦润肤剂。

若出现皮损，应根据不同的皮疹类型及时使用抗真菌制剂。水疱为主的皮损可选用复方水杨酸酊剂、1% ~ 3%克霉唑霜或复方间苯二酚涂剂、10% 冰醋酸。以丘疹鳞屑为主的皮损可选择 1% ~ 3% 克霉唑霜、咪康唑霜、酮康唑霜、联苯苄唑霜。病程长或局部治疗效果差者，可口服特比奈芬或伊曲康唑。

八、毛囊及周围组织细菌感染

1. 临床特点

毛囊炎是局限于毛囊口的化脓性炎症，主要由金黄色葡萄球菌感染引起，高温、多汗为常见的诱发因素。好发于头面部（图 2-10）、颈部、臀部及外阴。皮损起初表现为红色毛囊性丘疹，中央可见脓疱，周围绕以红晕，触之疼痛。如皮损继续扩大累及毛囊深部及周围组织时，顶

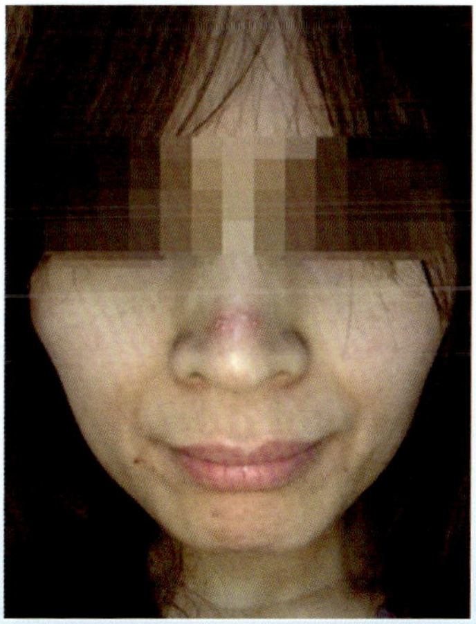

图 2-10 毛囊炎

部可出现黄白色点状脓栓，则称为疖，可伴有红、肿、热、痛。

2. 预防和治疗

医务人员在工作中应注意皮肤清洁卫生，防止外伤，切忌挤压。增强机体抵抗力，口服维生素制剂，积极寻找并去除影响机体抵抗力的潜在疾病对于预防毛囊炎十分重要。

毛囊炎的治疗以局部外用药物为主，可选用3%碘酊、莫匹罗星或夫西地酸软膏，并保持局部清洁。如已形成脓肿，可用20%鱼石脂软膏外敷并及早切开引流。如出现发热等全身症状，可系统应用抗生素治疗。

九、机械性痤疮

1. 临床特点

压迫、摩擦、机械牵拉或慢性轻微创伤等机械性刺激会导致毛囊皮脂腺导管闭塞、皮脂分泌通道受阻和表皮菌群失调，引起面部机械性痤疮（acne mechanica）[18,73-74]。其临床表现类似于轻中度寻常痤疮，主要为炎性丘疹和粉刺，其皮损分布特征为仅发生于机械性因素直接作用的部位。患者通常无明显自觉症状，炎症明显时可伴有瘙痒或疼痛。

2. 预防和治疗

尽量避免牵拉、摩擦等机械性刺激可预防本病的发生。治疗原则主要是去除机械性刺激因素。

（1）外用药物治疗。若出现皮疹，轻者以局部外用药物治疗即可。如0.025% ~ 0.05%的维A酸类药物可溶解粉刺；过氧苯甲酰可杀灭痤疮丙酸杆菌并具有溶解粉刺的作用；氯霉素或克林霉素对炎性丘疹具有较好的治疗作用。

（2）口服药物治疗。症状较重者可联合口服抗生素或异维 A 酸类药物治疗。

（3）日常护理。注意清水洗脸，忌用手挤压或搔抓皮疹，不应使用油膏类化妆品，避免辛辣刺激饮食，注意劳逸结合。

十、玫瑰痤疮

1. 临床特点

玫瑰痤疮是一种发生在鼻及鼻周的慢性炎症性疾病，发病年龄多为 30 ~ 50 岁。病因尚不明确，可能与精神因素、辛辣刺激饮食、温度变化、内分泌失调等有关，最终引起局部皮肤血管舒缩功能失调，导致毛细血管扩张。毛囊虫及局部的反复感染也是玫瑰痤疮的发病因素之一。患者主要临床表现为鼻部、两颊、下颏等部位出现红斑、丘疹和脓疱（图 2-11）。通常无明显自觉症状。

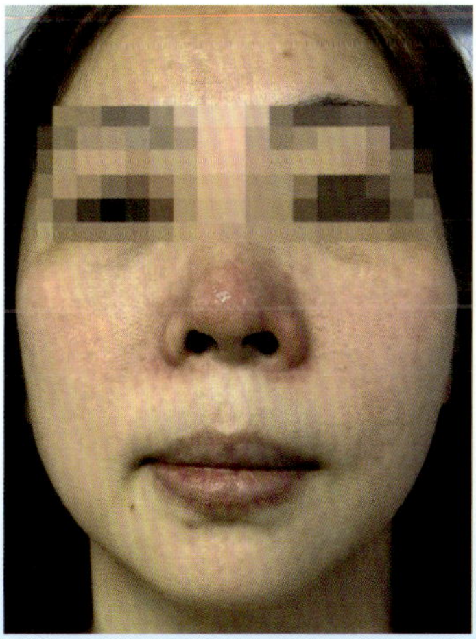

图 2-11　玫瑰痤疮

2. 预防和治疗

日常生活中避免辛辣刺激饮食和饮酒、暴晒及冷热刺激，尽量避免精神紧张，保持良好的心态和生活规律，可预防本病的发生。可局部外用具有消炎、杀菌作用的甲硝唑或替硝唑凝胶、氯霉素洗剂或莫匹罗星软膏，以促进红斑、丘疹、脓疱的消退。口服维生素B族药物如维生素B2、B6及复合维生素B对治疗也有作用。镜检有较多毛囊虫者，可口服甲硝唑治疗。

十一、脂溢性皮炎

1. 临床特点

具有皮脂溢出体质的医务人员在精神紧张、过度疲劳、饮食不规律等诱因下，头面部的汗液与皮脂混合并长时间停留在皮肤表面，可能出现脂溢性皮炎。头皮部主要表现为红斑或红色毛囊性丘疹并有小片糠秕状脱屑。颜面部以眼睑、鼻唇沟、额部最常受累，典型皮疹为油腻性鳞屑性黄红色斑片，伴有不同程度的瘙痒。

2. 预防和治疗

（1）外用药物治疗。以去脂、消炎、杀菌、止痒为原则。根据皮损部位和性质的不同选择对应的剂型。头皮部的脂溢性皮炎可选择复方咪康唑洗剂；颜面部小面积红斑鳞屑性皮损可使用弱效至中效糖皮质激素霜剂，也可选择复方咪康唑霜、复方益康唑霜等。

（2）口服药物治疗。可口服维生素B族药物如维生素B2、B6及复合维生素B。瘙痒明显时可口服第一代或第二代抗组胺药。

（3）日常护理。医务人员在日常生活中可用温水清洁头部和颜面部。面部清洁后可涂抹成分温和的保湿乳。同时，应保持生活规律，限制多脂、多糖饮食，避免剧烈搔抓皮疹。

（苗 芳）

第九节 救治工作之外医务人员生活中皮肤黏膜屏障的防护

重大传染病疫情期间，皮肤黏膜可能出现很多与防护工作相关的损伤，甚至发生严重的皮肤疾病或加重原有皮肤疾病。在新冠肺炎疫情中，纳入330份问卷调查的研究显示，71%的受访一线医务人员存在皮肤损伤，其症状以灼热、刺痛和瘙痒为主，皮疹以干燥脱屑、红斑丘疹、浸渍最为常见，以上表现均为皮肤屏障受损的常见症状[7]。为了减少皮肤黏膜损伤，除规范防护外，工作之余加强皮肤黏膜护理非常重要。

一、面部的护理

在工作以外、非必要情况下可以不戴口罩，尽量使面部暴露。必要时，交替使用不同系戴方式的口罩，可避免同一部位反复摩擦、受压。使用流动清水和温和的洁面剂清洁面部，避免使用过烫的水和碱性、含皂基的产品。用柔软毛巾或纸巾拭干后，应立即于面部外用保湿乳或凝胶，尤其是经常与口罩、护目镜接触摩擦的部位。

因防护用具造成的面部轻微压痕能自行消退。若出现局部红肿，可用 3 ~ 4 层纱布在生理盐水中浸湿，每日冷敷 2 ~ 3 次，每次 20 分钟左右，冷敷后建议涂抹保湿乳，避免热水烫洗、75% 乙醇擦拭或其他刺激因素。

较重压痕可外用含肝素等成分的乳膏以改善局部血液循环。情况严重或继发感染者需皮肤科专科诊治。

二、眼、耳、口、鼻护理

眼、耳、口、鼻等黏膜部位的防护重点在于手卫生，应尽量避免用手接触面部。

很多病原体，如新型冠状病毒均可能通过眼结膜传播 [75-76]，因此应避免揉眼动作。洗脸时同时注意眼周皮肤的清洁，但应避免刺激结膜和角膜。

由于鼻前庭黏膜下有丰富的血管、黏液腺和浆液腺，故鼻黏膜通常较潮湿，易于病毒或细菌附着和定植，是皮肤黏膜屏障较薄弱的部位。《医疗机构内新型冠状病毒感染预防与控制技术指南（第一版）》[77] 明确要求医务人员离开隔离病区后（即下班前）进行鼻前庭清洗和消毒，具体方法参照《医务人员手卫生规范》[78] 和《黏膜消毒剂通用要求》[79]。医务人员在日常生活中无需刻意反复清理鼻腔，每次洁面时顺带清洗即可。尽量避免手接触鼻部，如抠鼻等动作。

清洗面部或淋浴时，注意紧闭口唇，勿使污水进入口腔。保证入口饮食、餐具等的清洁，平时勿用舌头舔嘴唇，手尽量不要接触面部尤其是口唇。长时间佩戴口罩不能及时饮水时，口腔黏膜干燥有利于微生物的繁殖 [80]，口腔细菌易黏附在牙齿和牙龈上，可能引起口臭、牙龈出血、牙周炎加重和口腔溃疡等口腔疾病 [81-82]。应做到早晚和饭后刷牙或使用漱口水，尽可能按时饮水，保持口腔和咽喉湿润。平时可用清水、生理盐水漱口[53]，同时应注意唇部的保湿护理，可涂抹含透明质酸或甘油成分的润唇膏以避免唇部干裂。

外耳感染的概率相对较低，但是仍然存在风险，如长时间佩戴挂耳式口罩，很容易引起外耳部及耳后损伤。平时应检查耳后皮肤是否有压痕或压伤，如有显著压痕，参照前述口罩及护目镜压痕处置措施。平时进行面部保湿护理时，外耳及耳后皮肤也应一并保湿。

三、头皮、头发的护理

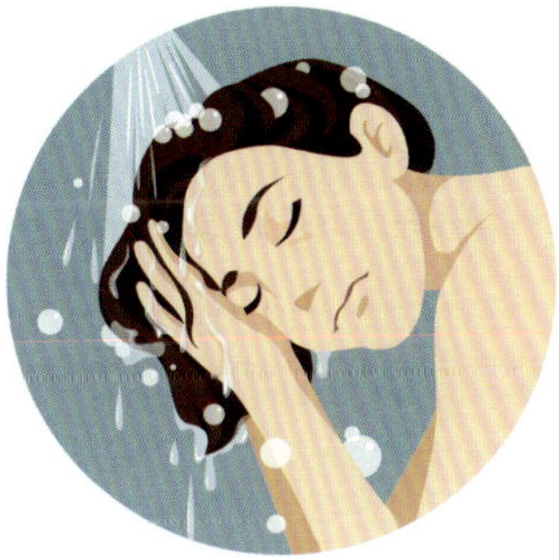

在重大疫情下，高工作强度、精神紧张等应激因素会使医务人员大量出汗、头皮皮脂分泌增多，继而造成头皮瘙痒或头屑、毛囊炎等，原有的头皮脂溢性皮炎、银屑病等也可能会加重。另外，也要重视头发污染的问题。迄今尚无针对头发的国家防护标准，在此提供以下参考建议：不论男女，建议剪短头发；平时洗澡时应先洗头，洗头时尽量低头，不让水流入眼、鼻和口内；清洁时不可用指甲抓挠头皮，而应用指腹轻揉。如果头皮持续瘙痒或有皮疹，应接受皮肤科专科诊治[7]。

头皮、头发清洁产品的选择，以及洗头频次无特殊要求，可根据自己的发质选择。若存在瘙痒、头屑等问题，建议使用含有硫化硒或者焦油的洗发剂，注意每次洗头后须用温水彻底冲洗干净。

四、手、足的护理

防控传染病疫情时，手卫生极其重要，但清洗太频繁会对皮肤屏障造成很大伤害，如干燥、皲裂，甚至继发湿疹等。文献显示，在针对新冠肺炎的防控工作中，每日洗手＞10次的一线人员占66.10%，但洗手后采取护肤措施的仅有22.10%[7]。瑞典一项大型流行病学研究提示，清洁次数越多，皮肤越干燥；多变量回归分析证实，清洁频率＞10次/天者发生皮肤干燥的风险显著高于≤10次/天者[83]。因此，规范洗手的节点、强调清洁方法和重视清洁后的皮肤护理对保护手部皮肤屏障非常必要。

医务人员在日常生活中，建议采用流动的清水和含有润肤成分、泡沫不丰富的清洁产品洗手，以减少肥皂等碱性清洁剂对皮肤屏障的持续损伤[84]。如无条件立即洗手可使用含酒精的手消毒剂代替，含有醇类和护肤成分的手消毒剂包括水剂、凝胶和泡沫型。取适量的手消毒剂于掌心，按照洗手步骤进行揉搓，保证手消毒剂完全覆盖手部皮肤，直到干燥。

洗手后的护肤措施包括：每次洗手后尽量涂抹护手霜，可以选择含有透明质酸、神经酰胺、维生素E等修复成分的护肤品[7]，少量薄层涂抹。如果出现皲裂性皮损，可选用含凡士林、尿素的护肤品。如果皮疹持续不愈或者加重，建议请皮肤科医生专科诊治。

穿防护鞋、靴和站立工作时间较长可能会造成足部多汗、浸渍、皮肤发白发皱、瘙痒，甚至足癣等。因此，要合理安排轮休，使足部得到充分休息。平时应注意足部清洁，每次洗净足部后应及时擦干，可使用干燥性粉剂以止汗、止痒，防止继发感染。

五、躯干四肢的护理

相比于面部和手部而言，躯干四肢直接暴露于传染性因素的风险较低。但疫情期间医务人员的专业隔离装备较厚重、闷热，且每个工作单元时间较长，因此会造成多汗、皮肤感染等问题。生活中躯干四肢的护理原则大致同手部护理，即合理清洁和保湿。

尽量保障合理休息时间、及时淋浴。过度洗浴可造成皮脂缺乏，进而引发皮肤干痒、脱屑及皮疹出现，因此建议避免用过热的水或碱性产品洗浴，选用中性或弱酸性沐浴露，洗浴后须用保湿乳涂抹全身。

（曹　源）

参考文献

[1] 左双燕，陈玉华，曾翠，等．各国口罩应用范围及相关标准介绍．中国感染控制杂志，2020，19（2）：109-116.

[2] 李六亿，吴安华．新型冠状病毒医院感染防控常见困惑探讨．中国感染控制杂志，2020，19（2）：105-108.

[3] 王力红，赵霞，张京利，等．医用口罩的正确选择与使用．中华医院感染学杂志，2011，21（18）：3908-3909.

[4] 国家卫生健康委员会．预防新型冠状病毒感染的肺炎口罩使用指南．2020．http://www.nhc.gov.cn/xcs/zhengcwj/202001/a3a261dabfcf4c3fa365d4eb07ddab34.shtml.

[5] 国家卫生健康委员会. 不同人群预防新型冠状病毒感染口罩选择与使用技术指引. 2020. http://www.gov.cn/xinwen/2020-02/05/content_5474774.htm.

[6] World Health Organization. Advice on the use of masks in the community, during home care and in healthcare setting in the context of the novel coronavirus（COVID-19）outbreak. 2020. https://www.who.int/publications-detail/advice-on-the-use-of-masks-in-the-community-during-home-care-and-in-healthcare-settings-in-the-context-of-the-novel-coronavirus-（2019-ncov）-outbreak.

[7] 中国医师协会皮肤科医师分会，中华医学会皮肤性病学分会，国家皮肤与免疫疾病临床医学研究中心. 防控冠状病毒感染疾病-19医护人员皮肤黏膜屏障防护共识. 中华皮肤科杂志，2020，53（3）：159-164.

[8] Berlowitz D. 压力性皮肤及软组织损伤的预防（赵作伟译）. https://www.uptodate.com/contents/zh-Hans/prevention-of-pressure-induced-skin-and-soft-tissue-injury#H784110401.

[9] 陈佳丽，宁宁，蒋艳，等. 新型冠状病毒疫情下医护人员器械相关压力性损伤防护华西紧急推荐. 中国修复重建外科杂志，2020，34（3）：280-284.

[10] Pope RW，Hill JC，Blaskis MG. Contact urticaria to the M17 protective mask. Mil Med，1995，160（10）：536-537.

[11] 宋志强. 慢性荨麻疹的临床分型、定义、特征及其分型的意义. 皮肤病与性病，2015，37（01）：14-15.

[12] 梁碧华，朱慧兰. 可诱发性荨麻疹. 皮肤性病诊疗学杂志，2015，22（06）：464-469.

[13] 魏峰，朱晓军，王玥. 防护口罩中甲醛及微生物检测方法的探讨. 中国纤检，2016，（10）：94-97.

[14] 李邻峰. 接触性皮炎. 皮肤病与性病，2009，31（03）: 13-15.

[15] Al Badri FM. Surgical mask contact dermatitis and epidemiology of contact dermatitis in healthcare workers. Current Allergy & Clinical Immunology，2017，30（3）: 183-188.

[16] Donovan J，Skotnicki-Grant S. Allergic contact dermatitis from formaldehyde textile resins in surgical uniforms and nonwoven textile masks. Dermatitis，2007，18（1）: 40-44.

[17] Foo CC，Goon AT，Leow YH，et al. Adverse skin reactions to personal protective equipment against severe acute respiratory syndrome-a descriptive study in Singapore. Contact Dermatitis，2006，55（5）: 291-294.

[18] Tan KT，Greaves MW. N95 acne. Int J Dermatol，2004，43（7）: 522-523.

[19] Clark M，Black J，Alves P，et al. Systematic review of the use of prophylactic dressings in the prevention of pressure ulcers. Int Wound J，2014，11（5）: 460-471.

[20] 李飞，严莲，宋美璇，等. 预防性敷料在医疗器械相关性压疮中的应用研究 . 重庆医学，2018，47（16）: 2213-2215.

[21] 冯尘尘，马圆圆，卢亚运，等. 医疗器械相关性压疮的护理研究进展. 中国护理管理，2016，16（05）: 581-584.

[22] Han L，Lu X，Liu K，et al. Mussel-inspired adhesive and tough hydrogel based on nanoclay confined dopamine polymerization. ACS Nano，2017，11（3）: 2561-2574.

[23] Han L，Yan L，Wang M，et al. Transparent, adhesive, and conductive hydrogel for soft bioelectronics based on light-transmitting polydopamine-doped polypyrrole nanofibrils.

Chem Mater，2018，30（16）：5561-5572.

［24］Johnston GA，Exton LS，Mohd Mustapa MF，et al. British association of dermatologists' guidelines for the management of contact dermatitis 2017. Br J Dermatol，2017，176（2）：317-329.

［25］中华医学会皮肤性病学分会. 新型冠状病毒感染疫情防控阶段的皮肤清洁、消毒与护理规范. 中华医学会皮肤性病学分会. 2020. https://www.haodf.com/zhuanjiaguandian/ddk1982_8155095142.htm.

［26］Black JM，Cuddigan JE，Walko MA，et al. Medical device related pressure ulcers in hospitalized patients. Int Wound J，2010，7（5）：358-365.

［27］European Pressure Ulcer Advisory Panel, National Pressure Injury Advisory Panel, Pan Pacific Pressure Injury Alliance. Prevention and Treatment of Pressure Ulcers/Injuries: Quick Reference Guide 2019［EB/OL］. http：// www.internationalguideline.com/.

［28］刘亚红，李婷，付成成，等. ICU 医疗器械相关性压疮的原因分析及对策. 中华现代护理杂志，2014，20（11）：1252-1254.

［29］Apold J，Rydrych D. Preventing device-related pressure ulcers: using data to guide statewide change. J Nurs Care Qual，2012，27（1）：28-34.

［30］Fonder MA，Lazarus GS，Cowan DA，et al. Treating the chronic wound: a practical approach to the care of nonhealing wounds and wound care dressings. J Am Acad Dermatol，2008，58（2）：185-206.

［31］Wasiak J，Cleland H. Burns: Dressings. BMJ Clin Evid，

2015，2015. pii：1903.

［32］Dumville JC，Stubbs N，Keogh SJ，et al. Hydrogel dressings for treating pressure ulcers. Cochrane Database Syst Rev，2015，17（2）：CD011226.

［33］Walker RM，Gillespie BM，Thalib L，et al. Foam dressings for treating pressure ulcers. Cochrane Database Syst Rev，2017，10：CD011332. doi：10.1002/14651858.CD011332.pub2.

［34］Ford C，J Park L. How to apply and remove medical gloves. Br J Nurs，2019，28（1）:26-28.

［35］中华人民共和国国家质量监督检验检疫总局，中国国家标准化管理委员会. 一次性使用灭菌橡胶外科手套. GB 7543-2006［S/OL］. 2006.

［36］中华人民共和国卫生部. 医院隔离技术规范. WS/T 311-2009［S/OL］. 2009.

［37］国家食品药品监督管理局. 医疗器械不良事件信息通报（2018年第2期）关注有粉医用手套风险 .2018. http://www.nmpa.gov.cn/WS04/CL2157/319111.html

［38］张晶晶，李珊，王勇，等. 双层手套预防医务人员皮肤职业暴露的Meta分析. 中华现代护理杂志，2015，21（29）：3577-3579.

［39］Verbeek JH，Rajamaki B，Ijaz S，et al. Personal protective equipment for preventing highly infectious diseases due to exposure to contaminated body fluids in healthcare staff. Cochrane Database Syst Rev，2019，7：CD011621.

［40］Childs T. Use of double gloving to reduce surgical personnel's risk of exposure to bloodborne pathogens: an integrative review. AORN J，2013，98（6）：585-596.

[41] Picheansanthian W, Chotibang J. Glove utilization in the prevention of cross transmission: a systematic review. JBI Database System Rev Implement Rep, 2015, 13 (4): 188-230.

[42] Boonchai W, Sirikudta W, Iamtharachai P, et al. Latex glove-related symptoms among health care workers: a self-report questionnaire-based survey. Dermatitis, 2014, 25 (3): 135-139.

[43] Hawkey S, Abdul Ghaffar S. Glove-related hand urticaria: an increasing occupational problem among healthcare workers. Br J Dermatol, 2016, 174 (5): 1137-1140.

[44] Dejonckheere G, Herman A, Baeck M. Allergic contact dermatitis caused by synthetic rubber gloves in healthcare workers: Sensitization to 1,3-diphenylguanidine is common. Contact Dermatitis, 2019, 81 (3): 167-173.

[45] Kersh AE, Helms S, de la Feld S. Glove-Related Allergic Contact Dermatitis. Dermatitis, 2018, 29 (1): 13-21.

[46] Hamnerius N, Svedman C, Bergendorff O, et al. Hand eczema and occupational contact allergies in healthcare workers with a focus on rubber additives. Contact Dermatitis, 2018, 79 (3): 149-156.

[47] Bauer A, Rönsch H, Elsner P, et al. Interventions for preventing occupational irritant hand dermatitis. Cochrane Database Syst Rev, 2018, 4: CD004414.

[48] Agner T, Elsner P. Hand eczema: epidemiology, prognosis and prevention. J Eur Acad Dermatol Venereol, 2020, 34 (Suppl 1): 4-12.

[49] Charous BL, Blanco C, Tarlo S, et al. Natural rubber latex

allergy after 12 years: recommendations and perspectives. J Allergy Clin Immunol，2002，109（1）：31-34.
[50] 国家卫生健康委员会. 新型冠状病毒感染的肺炎防控中常见医用防护用品使用范围指引（试行）. 2020. http://www.nhc.gov.cn/yzygj/s7659/202001/e71c5de925a64eafbe1ce790debab5c6.shtml.
[51] 国家卫生健康委员会. 新型冠状病毒肺炎防控方案（第五版）. 2020. http://www.nhc.gov.cn/jkj/s3577/202002/a5d6f7b8c48c451c87dba14889b30147/files/3514cb996ae24e2faf65953b4ecd0df4.pdf.
[52] 中国中西医结合学会皮肤性病专业委员会真菌学组，中国医师协会皮肤科分会真菌亚专业委员会，中华医学会皮肤病学分会真菌学组. 手癣和足癣诊疗指南（2017 修订版）. 中国真菌学杂志，2017，12（6）：321-324.
[53] 国家卫生健康委员会，国家中医药管理局. 新型冠状病毒肺炎诊疗方案（试行第七版）. 2020. http://www.gov.cn/zhengce/zhengceku/2020-03/04/content_5486705.htm.
[54] 李诗娜，周清，陈剑. 非典型肺炎期间紫外线眼损伤的治疗与护理. 眼外伤职业眼病杂志，2004，26（10）：716-717.
[55] 李亚明，李颖，韩靖，等. 防晒霜对 SARS 病房医护人员紫外线照射的防护效果. 中华医学美学美容杂志，2005，11（2）：100-102.
[56] 国家卫生健康委员会. 中国卫生健康统计年鉴. 2019 版. 北京：中国协和医科大学出版社，2019.
[57] Chen Y，Bruning E，Rubino J，et al. Role of female intimate hygiene in vulvovaginal health: Global hygiene practices and product usage. Womens Health（Lond），2017，13（3）：58-67.

[58] 徐丹，郝飞，何黎. 肛周外阴瘙痒. 皮肤病与性病，2017，42（5）:323-324.
[59] 赵辨. 中国临床皮肤病学. 南京：凤凰出版传媒股份有限公司，江苏凤凰科学技术出版社，2010.
[60] 中华医学会皮肤性病学分会免疫学组. 中国湿疹诊疗指南2011版. 中华皮肤科杂志，2011，44（1）：5-6.
[61] Bolognia JL，Jorizzo JL，Rapini RP，et al. 皮肤病学. 第2版. 朱学骏，王宝玺，孙建方，等译. 北京：北京大学医学出版社，2015.
[62] Nonfoux L，Chiaruzzi M，Badiou C，et al. Impact of currently marketed tampons and menstrual cups on staphylococcus aureus growth and toxic shock syndrome toxin1 production in vitro. Appl Environ Microbiol，2018，84（12）. pii：e00351-18.
[63] Gottlieb M，Long B，Koyfman A. The evaluation and management of toxic shock syndrome in the smergency department：A review of the literature. J Emerg Med，2018，54（6）：807-814.
[64] Edsberg LE，Black JM，Goldberg M，et al. Revised national pressure ulcer advisory panel pressure injury staging system. J Wound Ostomy Continence Nurs，2016，43（6）：585-597.
[65] 褚万立，郝岱峰. 美国国家压疮咨询委员会2016年压力性损伤的定义和分期解读. 中华损伤与修复杂志（电子版），2018，13（1）：64-68.
[66] 王泠. 2014版国际《压疮预防和治疗：临床实践指南》解读. 中国护理管理，2016，16（5）：577-580.
[67] Warshaw EM，Schlarbaum JP，Silverberg JI，et al. Safety equipment: when protection becomes a problem. Contact

Dermatitis，2019，81（2）：130-132.

[68] Elsner P，Agner T. Hand eczema: treatment. J Eur Acad Dermatol Venereol，2020，34（Suppl 1）：13-21.

[69] 余艺昕，杨斌. 手湿疹中外诊疗指南概述. 中华皮肤科杂志，2019，52（1）：53-56.

[70] 郑萍萍，陈芳. 皮肤浸渍护理的国内外研究进展. 护理研究，2015，29（1）：151-154.

[71] Donovan J，Kudla I，Holness LD，et al. Skin reactions following use of N95 facial mask. Dermatitis，2007，18（2）：104.

[72] 中华医学会皮肤性病学分会荨麻疹研究中心. 中国荨麻疹诊疗指南（2018 版）. 中华皮肤科杂志，2019，52（1）：1-5.

[73] Dreno B，Bettoli V，Perez M，et al. Cutaneous lesions caused by mechanical injury. Eur J Dermatol，2015，25（2）：114-121.

[74] Bhoyrul B，Lecamwasam K，Wilkinson M，et al. A review of non-glove personal protective equipment-related occupational dermatoses reported to EPIDERM between 1993 and 2013. Contact Dermatitis，2019，80（4）：217-221.

[75] Lu CW，Liu XF，Jia ZF. 2019-nCoV transmission through the ocular surface must not be ignored. Lancet，2020，395（10224）：e39.

[76] 中华人民共和国卫生部. 黏膜消毒剂通用要求. 北京：中国标准出版社，2011.

[77] 国家卫生健康委员会. 医疗机构内新型冠状病毒感染预防与控制技术指南（第一版）. 2020. http://www.nhc.gov.cn/yzygj/s7659/202001/b91fdab7c304431eb082d67847d27e14.shtml

[78] Coleman P. Improving oral health care for the frail elderly: a review of widespread problem and best practices. Geriatr Nurs，2002，23（4）：189-199.

[79] 许韩美，马杰. 复发性口腔溃疡病因研究新进展. 现代口腔医学杂志，2012，26（3）：205-209.

[80] 张志愿. 口腔科学 . 第 7 版. 北京：人民卫生出版社，2008.

[81] 陈亮. 怎样保持口腔卫生？解放军健康，2003，（5）：30.

[82] Meding B，Gronhagen CM，Bergstrom A，et al. Water exprosure on the hands in Adolescents：a report from the BAMSE Cohort. Acta Derm Venereol，2017，97（2）：188-192.

[83] 世界卫生组织. 怀疑发生新型冠状病毒感染时医疗机构的感染预防和控制：临时指导文件. 2020. https://apps.who.int/iris/bitstream/handle/10665/330674/9789240000957-chi.pdf.

[84] 杨莉，仲少敏，吴艳. 新型冠状病毒肺炎疫情防控一线医务工作者的皮肤护理策略. 临床皮肤科杂志，2020，49（2）：2.

第三章 重大疫情中普通民众的皮肤黏膜屏障防护

第一节 科学洗手

2008 年，促进用肥皂洗手公私伙伴组织发起“全球洗手日”活动倡议，号召全世界各国从 2008 年起，每年 10 月 15 日开展用肥皂洗手活动，“全球洗手日”由此诞生。“全球洗手日”呼吁公众养成用肥皂勤洗手的好习惯，向更多人传递“用肥皂或洗手液洗手可以拯救生命”这一重要信息。

人人都会在日常生活中洗手，但科学和规范的洗手方法并不是人人都掌握。在重大传染病疫情中，洗手是阻断病原体传播的重要举措，是保护自己和他人必不可少的环节，因此科学、规范地洗手格外重要。

一、为什么要洗手?

人类一直都生活在突发公共卫生事件的威胁中。突发公共卫生事件严重影响着公众的健康并造成巨大的经济损失。自 2007 年颁布《国际卫生条例》以来，WHO 已宣布了 6 次公共卫生应急事件，分别为 2009 年的甲型 H1N1 流行性感冒疫情、2014 年的脊髓灰质炎疫情、2014 年的埃博拉疫情、2015—2016 年的寨卡病毒疫情、2018 年的刚果（金）埃博拉疫情，以及 2020 年的新冠肺炎疫情。目前已证实，通过科学洗手来预防和阻断传染病的传播是最简单、最有效、最经济、最方便的方法。

皮肤上存在常驻菌和暂驻菌。①常驻菌：大部分人体皮肤上可分离出常驻菌，其是皮肤上固有的寄居菌，不易被机械摩擦清除，如凝固酶阴性葡萄球菌、棒状杆菌类、丙酸菌属、不动杆菌属等。常驻菌一般情况下不致病。②暂驻菌：是指寄居在皮肤表层，常规洗手容易被清除的微生物。直接接触患者或被污染的物体表面时可获得暂驻菌，并可随时通过手传播，进而致病。一只手可携带数十万甚至数百万细菌，而通过规范洗手和手部消毒后手部菌落可下降至≤5～10菌落形成单位（colony-forming units，CFU）/cm^2[1]。洗手对减少经手接触获得的病毒也有显著作用。

洗手可以有效减少呼吸道感染疾病的传播[2]。有研究将纳入的受试者随机分为两组，即接受或者不接受定制的自动化网络干预，包括强化洗手意识、监控洗手过程等。其后随访16周，比较呼吸道感染的发生率。在2011—2015年间共有20066例参与者，其中16908例（84%）完成了16周的随访问卷调查（干预组8241例，非干预组8667例）。统计结果显示，16周后干预组中有4242例（51%）发生过呼吸道感染，人数显著少于非干预组（5135例，59%）。

洗手对预防肠道感染的作用更明显。有研究者招募20例受试者，受试者在接触公共设施（如门把手）后被分为3组：一组仅用水洗，一组使用普通肥皂（非抗菌性）洗手，一组不洗手。重复进行24次，提取480个手部样本检测粪便来源的肠杆菌和肠球菌。结果显示，不洗手组粪便来源的细菌检出率高达44%，仅用水洗组检出率为23%，而普通肥皂洗手组检出率仅为8%[3]。因此，用肥皂洗手能够大大减少手部的菌落，降低自身感染和传播感染的风险。

二、什么时候洗手

洗手时机及方式需掌握以下原则：手部有肉眼可见的污染时用流水和肥皂洗手；手部没有肉眼可见的污染且需要手清洁时可使用手消毒剂代替洗手。

美国疾病预防控制中心列出了日常生活中的多种场合，在这些场合中手部最容易受到污染或微生物易通过手部进行传播，故建议洗手[4]：

（1）准备食物前、准备过程中和准备食物后。

（2）进食前。

（3）照顾患者前后，尤其是接触其呕吐物或排泄物。

（4）接触伤口前后。

（5）如厕后。

（6）给孩子换尿布或者帮孩子如厕后。

（7）咳嗽、打喷嚏、擤鼻涕后。

（8）接触动物，给动物喂食或者清理动物排泄物后。

（9）接触垃圾后。

虽然洗手的时机并没有标准答案，但如果我们了解手部受污染的高风险情况，掌握洗手时机的基本原则，就能减少疫情的传播，保障自己的健康。

三、怎样洗手

洗手的目的是最大程度减少手上的微生物。而手上的饰物、指甲可能使局部成为藏污纳垢的“特区”。因此，应先摘下手上的饰物、剪短指甲，再开始洗手。

洗手的具体方法可参考WHO推荐的医务人员六步洗手法[5]（图3-1）。针对医务人员制定的六步洗手法对洗手动作和时间进行了规范，科学研究已证实六步洗手法可彻底和全面地清洁手部。

六步洗手法[6]的具体内容如下：

（1）环境要求：应尽量采用非接触式自来水龙头和齐腰高度的水槽，备好洗手液（或肥皂）、干手设备或者不与人共用的干净擦手巾。

（2）步骤：洗手时间不少于15秒。

第一步洗手掌：流水湿润双手，涂抹洗手液（或肥皂），掌心相对，手指并拢相互揉搓。

第二步洗背侧指缝：手心对手背沿指缝相互揉搓，双手交换进行。

第三步洗掌侧指缝：掌心相对，双手交叉沿指缝相互揉搓。

第四步洗指背：弯曲各手指关节，半握拳将指背放于另一手掌心旋转揉搓，双手交换进行。

第五步洗拇指：一手握另一手大拇指旋转揉搓，双手交换进行。

第六步洗指尖：弯曲各手指关节，把指尖合拢在另一手掌心旋转揉搓，双手交换进行。

必要时可以追加第七步清洁腕部：揉搓手腕，双手交换进行（视频3-1）。

如无条件立即洗手可使用含酒精的手消毒剂代替，最好选用同时含有醇类和护肤成分的手消毒剂，包括水剂、

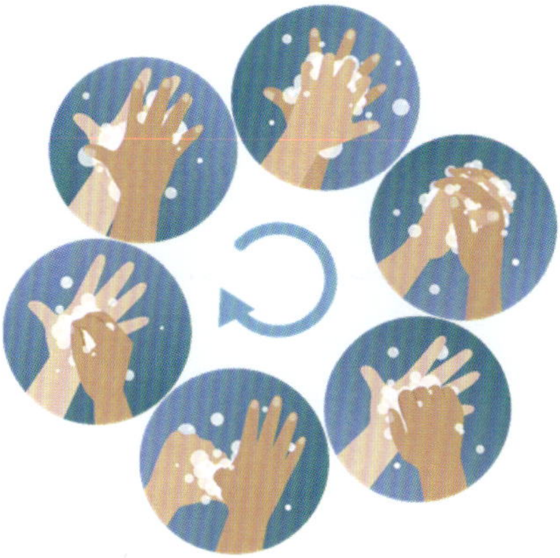

图 3-1　六步洗手法

视频 3-1　七步洗手法

凝胶和泡沫型。取适量的手消毒剂于掌心，按照洗手步骤进行揉搓，保证手消毒剂完全覆盖手部皮肤，直到干燥。

四、洗手的常见误区

洗手的方法不科学不规范反而会造成污染，故须重视以下洗手误区：

（1）简单擦手。以擦代洗，即用手绢、手纸、衣襟、袖口擦拭。

（2）盆水洗手。盆水会在污染手初次进入水中时被污

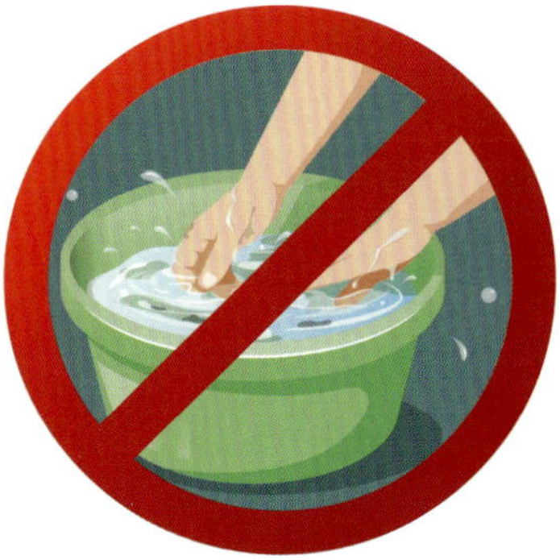

染，造成其后肥皂清洁时起不到相应的清洁作用。

（3）不用肥皂洗手。即使普通肥皂洗手也比使用单纯流水洗手清洁度更高。

（4）洗手时间过短。

（5）洗手过勤。虽然提倡养成良好的洗手习惯，但洗手需要节制。过度清洁会造成手部皮脂膜丢失，皮肤干燥皲裂继发感染，因此手部清洁后应涂抹适当的护手霜。

（夏 萍）

第二节 正确选择与佩戴口罩

佩戴口罩不仅能帮助人们预防呼吸道传染病，也能减少患者传播此类疾病的风险，同时避免接触传播。尤其是在呼吸道传染病暴发流行期间，口罩是最常用的防护用品[7]。

选择口罩的总体原则是考虑口罩过滤效果的同时，还应注意口罩与面部密合程度及舒适度[8]。口罩最主要作用是过滤，不同材质的口罩过滤效果不同，穿透率从高到低依次为棉布口罩、医用口罩及医用防护口罩（如N95）。棉布口罩的穿透率高达40%～90%[9]，对呼吸道传染病的防护作用很弱。医用口罩与医用防护口罩均为常规医疗防护用品。在自然环境中，N95口罩的过滤效率明显高于医用外科口罩，而且可以使用较长时间，所以被广泛应用于呼吸道传染病的防控[10]。然而与医用口罩相比，医用防护口罩也具有明显的弊端，如舒适度较差，易引起头痛、皮肤刺激及鼻部压力[11-12]。因此，应针对所处环境的高危程度科学选择口罩种类。需要注意的是，不可将医用防护口罩戴在外科口罩或棉布口罩外以增强滤过率，因为防护口罩必须紧密地与使用者脸部密合，才能保证防护效果[13]。

从皮肤防护的角度来讲，应选择与佩戴者脸型大小合适的口罩型号，交替使用不同系戴方式的口罩，避免同一部位反复摩擦、受压。在戴口罩前可使用保湿乳或凝胶加强润滑，减轻皮肤与口罩的摩擦[14]。

本节将针对从事非医疗行业的普通民众介绍在重大疫情时期，需要佩戴口罩的场合、如何选择口罩、口罩的更换频率、常用消毒方式及常见口罩的戴、摘方法。

一、特殊人群何时需要佩戴口罩

一般儿童、孕妇、患有慢性呼吸道疾病或哮喘病等肺功能损伤者，心脏病患者，佩戴口罩后头晕、呼吸困难和皮肤敏感者应慎戴口罩[2]，若有需要则应在医生指导下根据具体情况使用。

若症状可耐受，疑似或确诊的呼吸道传染病患者可佩戴医用外科口罩来防止其体内病毒或细菌散播至外界，从而保护周围健康人群[8]。应注意，不能选用带有呼气阀的口罩，呼气阀只能阻止飞沫吸入，不能阻止飞沫排出。与传染病患者密切接触的健康人群则应尽量佩戴 N95 口罩以防止自身被感染。

二、不同环境对佩戴口罩的选择

1. 环境的风险级别

可以根据与传染源的接触程度，将自身所处环境分为不同的风险级别，如医护人员常处在高或较高风险级别的环境中，而对于社区民众，大多数环境为中低风险，故一般选择医用口罩即可[15]，通常不需要佩戴密闭性强、且费用较高的医用防护口罩（N95）。

对于预防季节性流行性感冒病毒、结核杆菌、埃博拉病毒及中东呼吸综合征冠状病毒（MERS-CoV），WHO推荐只有在高风险环境下使用N95，而低风险环境时使用医用口罩即可[15]。

对于无呼吸道疾病的成人，在无人的空旷场所不需要佩戴口罩。在有人的场所中，可预先判断所处环境的风险级别：

（1）中等风险暴露人员：①处于可能存在疫情、人员相对较多且密闭的环境中，如医院、火车站、公共交通工具及超市等；②从事疫情防控相关工作的人员，如警察、保安、快递服务人员、管理人员等；③居家隔离及与其共同生活的人员。处于中等风险环境中建议佩戴医用外科口罩[16]（包装上的标志、产品性能需要符合YY0469-2011）。

（2）较低风险暴露人员：在一般环境中的人员，如室内办公环境、超市、电梯等。可佩戴一次性使用医用口罩。

（3）低风险暴露人员：对于正常居家环境、无疫情环境、空旷场所或通风良好的工作环境中的人员，可以选择不戴口罩，或是选择一般的棉纱、活性炭、海绵等口罩进行防护。

2. 更换频率

一次性口罩只能一次性使用。在无疑似和确诊传染病患者的环境中使用非一次性防护口罩时，一般根据清洁程度决定反复使用的次数。目前尚未明确规定N95口罩的使用时间，有研究建议使用2天[17]；有研究推测，N95口罩佩戴3天在理论上仍可以获得符合国际标准的防护效果[10]，若口罩被污染、变形、破损、潮湿、有异味则应及时更换。

三、口罩的清洁与存放方法

非一次性防护口罩使用后应单独存放，避免与他人口罩接触，且尽量悬挂在干燥通风处，或者放在清洁、透气的纸质容器中，防止口罩受到损坏、污染；应避免阳光直射、超高温、超低温和有害化学物的损伤。储存口罩时还应避免变形[13]，避免口罩内侧面被外侧面污染。

不建议用水洗或消毒剂清洗防护口罩的过滤材料。尚无针对清洗后口罩功能的检验报告，故经清洗过的口罩防护性能没有保障[13]。

目前推荐戴一次性口罩应不超过4小时。普通棉布口罩佩戴2小时左右应进行清洗，清洗前可用开水浸泡5～8分钟，清洗时先用温水和肥皂轻轻地揉搓口罩，然后用清水洗净，避免用力揉搓，以免口罩材质间隙过大失去防阻飞沫的作用。可将洗净的棉布口罩放在2%的过氧乙酸溶液中浸泡30分钟或在开水中煮20分钟，也可以选择在蒸锅中蒸15分钟，然后晾干备用[18]。口罩清洗后如果长时间未使用，佩戴前还需重新清洗。

四、戴、摘口罩的方法

1. 戴口罩（以医用口罩为例）的步骤

（1）佩戴口罩前先洗手，清洁双手后，手尽量不接触口罩内侧。

（2）不同类型的口罩均需将鼻夹朝上，一般为深色面朝外或皱褶朝下。

（3）口罩的佩戴：①挂耳式：将口罩耳套挂于双耳后，一只手固定鼻梁处口罩边缘，另一只手捏住下颌处口罩边缘往下拉，拉开皱褶，包住下颌；②头戴式：先将上绑带系到脑后稍高处，再系下绑带于颈部，其余同上；③套头式：一只手持口罩外侧，使绑带自然下垂，注意该手要穿过绑带放在绑带内侧，另一只手协助将口罩展开，单手轻托口罩，指尖紧贴口罩鼻尖部，并覆盖至面部位托住，再用手先将下绑带套过头部至颈部，然后再将上绑带套至头部较高位置。

（4）双手示指及中指指尖沿鼻梁金属条，自中间向两边慢慢按压塑形，使口罩上缘紧贴鼻梁。

（5）适当调整口罩，使其充分贴合面部。

（6）佩戴医用防护口罩（N95）须检查密闭性[15]，进行漏气试验，即进行正压及负压密封性检查，可做深呼吸动作，观察是否漏气，若存在漏气现象应继续调整。

2. 摘口罩的步骤

（1）摘口罩前应先洗手，摘除口罩时双手尽量不要触及口罩外侧。研究表明，医务人员使用后的医用口罩外侧面上部细菌及病毒的检出率最高[19]。

（2）摘除口罩：①挂耳式：捏住两侧耳套，摘除口罩；

②头戴式：先解下绑带，后解上绑带；③套头式：先解下绑带，后解上绑带。

（3）手持系带将摘下的口罩弃于废物桶内，并及时洗手。健康人群使用后的口罩按照生活垃圾分类的要求处理即可。疑似患者或确诊患者佩戴的口罩，摘下后不可随意丢弃，应视作医疗废弃物，并严格按照医疗废弃物有关流程处理。

需要提醒的是，单纯使用医用口罩预防呼吸道传染病的作用有限，必须配合手卫生才能发挥口罩的防护作用[15]。

（李薇薇）

第三节　生活中皮肤黏膜的防护

在重大传染病疫情中，普通民众的防护问题也应该引起高度重视。皮肤黏膜是机体抵御外界刺激的第一道屏障，普通民众若能正确掌握皮肤黏膜的防护方法，做到准备充分、学会正确自救，除了能保障自身安全外，亦能缓解医护人员的救治压力。

一、普通民众对皮肤黏膜屏障的防护现状

1. 自我防护意识薄弱

大部分普通民众认为，遭遇重大传染病疫情事件的概率较低，且可以求助政府及医务人员，故自我防护意识比较薄弱。但有时传染病疫情发生突然，来势迅猛，可对公众健康造成严重影响。因此，民众应提高自我防护意识及

应对传染病疫情事件的能力，减少伤残及死亡率。

2. 风险认知偏差

在出现重大传染病疫情时，普通民众在风险等级不确定的情境下，对疫情的认知和应对往往依靠自身的主观判断，这种风险认知判断往往会出现偏差。在这种认知偏差的影响下，普通民众的第一反应往往是慌乱，容易出现一些偏离理性的应对决策或盲从行为，如新冠肺炎疫情期间，部分民众用稀释的“84消毒液”洗澡，造成全身刺激性皮炎。因此，在重大传染病疫情下，民众应积极了解疫情相关的正确信息，冷静面对、理性思考，采取合理的应对措施，减少不必要的损伤[20]。

3. 防护缺乏针对性、防护装备配备不当

多种因素可引起皮肤黏膜损害，如有害气体、有害液体、有害蒸气、空气颗粒物、有害微生物、紫外线、辐射、机械性压力及摩擦等。在传染病疫情中，民众应正确了解疫情传染源的传播方式及途径，在日常生活中有针对性地进行防护。一方面要避免防护不到位，另一方面应避免过度防护而造成防护用品的浪费及人体损害。目前，我国尚无针对普通民众防护配备的明确要求及指南，民众的防护装备多靠自购，故存在针对性不强、配备不当、配备不足等情况。因此，普通民众亦应了解各防护装备的性能及不足，正确配备及使用防护装备。

二、普通民众防护装备选择的基本原则

重大传染病疫情发生后，个人防护装备显得尤为重要，它能有效减少物理性、化学性及生物性有害因素对机体皮肤黏膜屏障的伤害，对保护民众生命安全及健康起着

不可忽视的作用。民众应在了解各类防护装备性能和局限性的基础上，根据疫情环境中的有害因子及污染程度选择防护级别。

1. 根据传染病的传播途径选择防护级别

传染病常见的传播途径包括呼吸道传播、消化道传播、接触传播、虫媒传播、血（体）液传播等。民众应根据不同的传播途径，有针对性地选用呼吸防护装备、清洁消毒装备、皮肤保护装备等，尽可能将皮肤损伤的概率降到最低。若为传播途径不明的传染病，原则上应选择最高防护级别。

2. 根据与传染源的接触程度实施分级防护

对于未处于疫情中心环境、无传染源接触可能的普通民众，可按呼吸道传播 + 接触传播采取普通级别防护，即戴口罩 + 手消毒；对于有传染源接触可能的普通民众，无论其是否处于疫情中心环境，均可根据传染病传播途径，按医疗一级防护进行防护，即穿戴防护帽、口罩、隔离衣，必要时穿戴护目镜 / 防护面屏及一次性乳胶手套。

三、普通民众的常用防护装备 [21]

1. 头面部防护装备：口罩、防护帽、护目镜 / 防护面罩（屏）

在重大疫情中，当民众处于高风险环境时，可能近距离接触经空气或飞沫传播的传染病患者、接触被污染的物品、消杀人员配药及行消杀作业时，可使用防护帽、护目镜 / 防护面罩（屏）保护皮肤黏膜屏障。若此类装备可重复使用，使用后须经消毒方可再次使用；若为一次性使用装备，则不得重复使用。

2. 手部防护装备：手套、速干手消毒剂

当民众可能接触传染病患者或被其污染的物品时，应戴一次性橡胶手套，正确穿戴及脱摘，并及时更换。应注意的是，戴手套及使用速干手消毒剂均不能取代洗手。普通民众应掌握科学洗手法（见本章第一节）。

3. 躯体防护装备：隔离衣

当民众处于高风险环境中时，可能近距离接触经空气或飞沫传播的传染病患者及被污染的物品时，应使用隔离衣遮盖全部衣服和外露皮肤。若为可重复使用型隔离衣，应于使用后按规定消毒方可再次使用。

4. 足部防护装备：鞋套、防护靴

当民众进入可能被污染的环境时，应穿戴一次性鞋套或防护靴。鞋套发现破损应及时更换。防护靴若可重复使用，应于使用后按规定消毒方可再次使用。

四、普通民众的皮肤黏膜屏障防护

皮肤黏膜是机体抵御外界刺激的第一道屏障，在日常生活中，防护不足或防护过度都易造成皮肤黏膜屏障的损伤，引起皮炎或继发感染等问题。针对生活中常见的皮肤黏膜屏障问题，对普通民众提出以下防护建议[22-23]：

1. 手部防护

在所有传染病的防治中，手卫生都极其重要。对于普通民众而言，无需频繁洗手，但应强调洗手的节点，如饭前便后、咳嗽用手遮挡后、接触公共场所的公共物品、从公共场所返回等，如不方便洗手，可用含酒精成分的免洗洗手液，但仍强调科学洗手的重要性。过度清洁和洗手液或消毒剂可使手部皮肤出现干燥、瘙痒、红斑及丘疹，严重者还会出现皲裂和渗出等症状。因此，应强调清洁方法及重视清洁后的皮肤护理。传染病疫情中，洗手频率比平时显著增加，所以建议避免使用碱性肥皂或皂液，而是选择 pH 值偏酸性的清洁用品，并在每次洗手后涂抹润肤霜；若出现红斑、丘疹、瘙痒等症状，可局部外用糖皮质激素，必要时口服抗过敏药或于皮肤科就诊。

在长时间佩戴手套后，手部皮肤的角质层吸收过多的水分，可导致手部皮肤变软和变白，出现手部皮肤浸渍。皮肤浸渍会使皮肤屏障受损，容易造成细菌、真菌等继发性感染。因此，对于普通民众，若没有可能接触传染病患者或被其污染的环境和物品时，无需佩戴手套。若已出现皮肤浸渍，应及时暴露、晾干手部，局部涂抹含有透明质酸、神经酰胺、维生素 E 等修复屏障成分的护肤品，加速皮肤屏障修复。若已出现糜烂、渗出，可加用 3% 的硼酸溶液冷湿敷，局部外用氧化锌软膏等使皮肤愈合。若局部继发浅部真菌感染，可加用抗真菌软膏。

2. 头面部防护

在日常生活中，普通民众在日常居家情况下可以不佩戴口罩、护目镜或防护面屏等，以减少面部压痕的出现。必要情况下，可在佩戴前使用保湿乳、凝胶以减轻局部压力，防止压痕出现。压痕一般不需要特殊处理，若压迫处出现瘀斑，可外用改善局部血液循环的药物如多磺酸粘多糖乳膏等；若局部皮肤出现糜烂和溃疡，可用生理盐水或 3% 硼酸溶液湿敷，敷完后使用医用敷料保护创面；若有感染可加用复方多黏菌素 B、莫匹罗星、夫西地酸等外用抗菌药物。

对于普通民众，非必要情况下头面部（包括面、眼、鼻、口腔、外耳、毛发等）的清洁产品和清洁频次并无特殊要求，按日常生活习惯进行即可。

3. 躯干、四肢及足部防护

相对于面部和手部，躯干、四肢及足部的暴露风险较低。生活中按日常习惯合理清洁和保湿即可。

若多汗或憋闷后出现足部及躯干褶皱部位（如腋下、腹股沟等）的皮肤浸渍等皮肤问题，处理同手部浸渍。

（刘　琴）

第四节　居室环境的正确清洁消毒

自 20 世纪 70 年代以来，人们逐渐就环境清洁消毒在传染病中的重要性达成共识[24-25]。很多传染病的病原体可以通过清洁消毒的方法有效控制其在环境中的存在，如新型冠状病毒对紫外线和热敏感，56℃ 90 分钟或 75℃ 30 分钟、紫外线照射 30 分钟均可有效杀灭病毒，常用消毒剂如 75% 乙醇、碘伏、季铵盐、含氯类、过氧化物类等化学消毒剂在规定时间内作用也可将其有效杀灭[26]。本节介绍居室环境的正确清洁消毒，须注意，普通民众既要保持居室环境的清洁卫生，又不可过度消毒，造成人员伤害及环境负担[27]，要根据不同的情况采取不同等级的清洁消毒措施[28]。

一、重大疫情中的日常居室清洁消毒

重大疫情中普通民众的日常生活居室保持环境清洁即

可，可用清水擦洗，无需使用消毒剂，但应注意清洁生活中经常接触的物体表面（如桌面、把手、电话、水龙头、电脑键盘和鼠标[29]、毛巾、抹布等），因其较易藏污纳垢及携带病原体。

有研究者曾比较500 mg/L含氯消毒剂、250 mg/L含氯消毒剂及清水对经终末消毒后的新生儿培养箱的洁净效果，采用3种方法分别对培养箱进行擦拭消毒1次，于干燥后即刻和24小时后分别采样行细菌培养，连续监测6天，发现3种方法采样培养均合格，无显著差异，故此判断清水擦拭更为经济环保[30]。

除清水擦洗外，还应多进行通风。通风可以净化室内空气，减少室内空气微生物的含量，减少感染机会。通风的方法为：开窗保证空气对流，每日1～2次，每次30分钟以上。室外空气质量差时或无良好通风条件时，也可以使用新风系统。

其他清洁消毒措施包括勤换洗和晾晒衣服、被褥、织物等，及时清洗食具、玩具等，必要时根据不同材质进行煮沸或消毒柜消毒。环境清洁的保持还与良好的卫生习惯和意识相关，如进家门要换鞋、洗手，有污染区和清洁区的意识。

二、重大疫情中高风险地区的居室清洁消毒

如果在居住区附近已出现疑似或确诊病例或本地区已出现多例疑似或确诊病例时，对居室环境应采取以下预防性清洁消毒措施[26]：

（1）环境物品消毒：一般物品表面每日进行1～2次湿式清洁并保持干燥，定期使用250 mg/L含氯消毒剂或

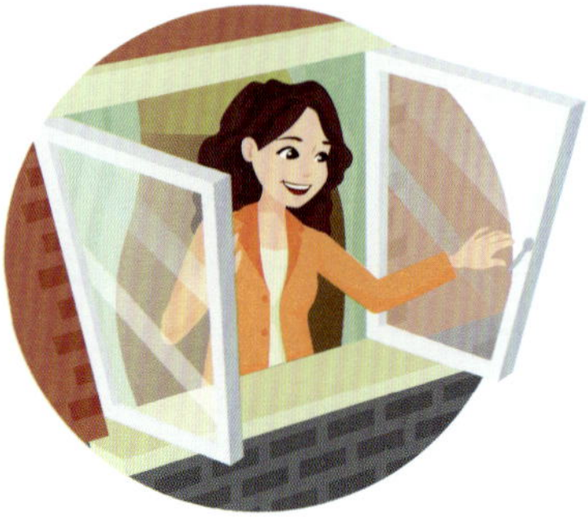

1000 mg/L 以上季铵盐类消毒剂擦拭消毒；衣服、被褥、织物等应勤换洗、晾晒（阳光直射 3 ～ 6 小时）。

（2）室内空气消毒：首选通风，可采取每日 1 ～ 2 次开窗通风，每次 30 分钟以上或机械通风；空气质量差时或无良好通风条件，室内有人时也可采用循环风式空气消毒机或新风系统，室内无人时可用紫外线（定期消毒 1 ～ 2 次 / 天，每次照射时间大于 30 分钟）或定期采用消毒剂喷雾（1000 mg/L 过氧乙酸）。

（3）卫生间与卫生用品：卫生间地面应每日定期清扫、消毒（250 mg/L 含氯消毒剂擦地）1 ～ 2 次；水龙头、坐便器、洗漱池等应定期清洁消毒；拖把、抹布等清扫用具应分开使用，每次使用后及时清洗、晾干放置，必要时用 250 mg/L 含氯消毒剂浸泡 30 分钟，清洗干净，干燥备用。有研究者曾对比不同材质的抹布对环境物体表面清洁和消毒的效果，发现超细纤维材质有更好的消毒和清洁效果，而且该材质的应用可减少消毒剂的使用，不仅利于环境保护，还可减少工作量[31]。

三、同居住者中有确诊病例时的居室清洁消毒

消毒措施基本与医院的随时消毒或终末消毒相似。立即将患者转移至医院或指定隔离点后，及时对其居住房间与接触物品进行全方位消毒处理。具体包括以下措施[26]：

（1）污染地面的处理：地面有肉眼可见污染物时先使用一次性吸水材料完全清除污染物后消毒。无明显污染物时用 500 ~ 1000 mg/L 含氯消毒剂或 1000 mg/L 过氧乙酸溶液对地面进行喷洒或擦拭消毒。地面消毒先由外向内喷雾或擦拭 1 次，喷药量为 200 ~ 300 ml/m^2，待室内消毒完毕后，再由内向外重复喷雾 1 次。

（2）污染物品：物体表面消毒首选 500 ~ 1000 mg/L 含氯消毒剂进行擦拭并保持作用 20 分钟以上；不耐腐蚀的物体表面可用 75% 乙醇或 2% 双链季铵盐消毒剂重复擦拭消毒 2 次以上。织物、餐具等物品可煮沸 10 分钟以上或使用 2%季铵盐或 500 mg/L 含氯消毒剂浸泡 30 分钟以上，再用清水洗净。

（3）患者污染物：患者的排泄物（粪便、尿液、呕吐物等）、分泌物、血液等，必须及时收集，在严格防护的条件下，直接加入固体或液体含氯消毒剂，使其最终浓度达到 20 g/L，应混合搅拌均匀，并作用 2 小时以上。处理较黏稠粪便所使用的消毒剂量和作用时间应加倍。

（4）室内空气：患者转移后应及时采用 2 g/L 过氧乙酸或 30 g/L 过氧化氢水溶液按 10 ml/m^3 使用气溶胶喷雾器进行喷雾消毒，开展终末消毒。消毒后及时开窗通风。

（5）空调系统：空调系统出风口和滤网的终末消毒可采用 500 mg/L 含氯消毒剂或 2% 季铵盐喷雾或擦拭重复 2 次，每次作用 30 分钟后用清水擦拭干净。

总之，居室环境的正确清洁消毒在传染病疫情控制中非常重要，要根据情况科学地选择不同级别的清洁消毒方式，避免消毒剂滥用，不要自行混合两种以上消毒剂，其消毒作用非但不会叠加，还可能造成潜在的危险。此外，消毒剂也可能存在一些不良反应，如造成刺激性和变应性接触性皮炎及环境污染等。

（王文慧）

第五节　重大疫情中的人际交流、心理调适与就诊时机把握

近年来，突发公共卫生事件频频发生，如疯牛病、口蹄疫、SARS、禽流感，以及影响全球的新冠肺炎等，每一次重大疫情的暴发都会给经济和社会发展带来严重的影响。面对疫情，生命安全受到威胁，担忧、焦虑、恐慌情绪会不断侵扰着心理的堤坝，加重疫情带来的伤害。为了缓解民众的心理压力，提高心理免疫力，增强战胜疫情的信心，本节内容将对重大疫情中民众的人际交流、心理调适与就诊时机把握进行论述，帮助民众在疫情中重铸心理防线，战胜疫情。

一、重大疫情中确诊患者的心理自助

新冠肺炎作为一种突发传染病，对每个人来说都是强烈的冲击，均需要经过一个心理适应的过程。确诊患者除了面临身体上的痛苦之外，还会出现各种不同程度的心理应激反应。因此，新冠肺炎患者不仅需要专业医护人员的治疗，还需要积极应对心理应激反应，最大限度地减少疾病或疫情带来的身心伤害[32]。

1. 确诊患者的人际交流

（1）接受隔离治疗的患者应注意积极寻求社会支持。可以多与家人或朋友通过电话、微信等方式进行交流，以舒缓不良情绪。

（2）在与家人、朋友交流的过程中，如果发现对方有焦虑、恐惧等不良情绪时，也应该帮助家人和朋友处理不良情绪。

（3）在隔离治疗的过程中，应积极配合医务人员进行治疗，应意识到出现焦虑、抑郁、恐惧等不良情绪属正常现象，接纳自己的情绪反应，努力进行自我心理调适。如果自我心理调适无效，如仍有自杀的想法，以及伤人、自伤的倾向，应向医务人员寻求帮助，接受正规的心理治疗（图 3-2）。

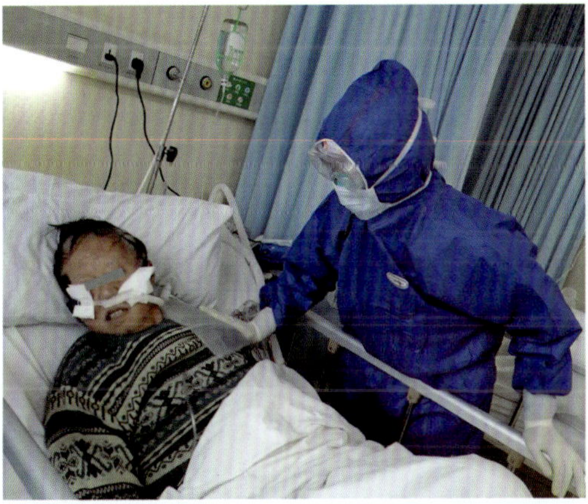

图 3-2　医务人员对患者进行心理治疗

2. 确诊患者诊疗过程中的心理调适

（1）进行心理健康状况的自助监测，（对各种不良情绪如焦虑、抑郁、愤怒、恐惧、孤独、羞耻、自杀等进行 0 ~ 100 分自评打分）患者可以根据病情严重程度来确定心理监测的频率和时间。注意避免监测过程中因无法完成目标而引起挫败感，以及抑郁、焦虑等情绪，即使每周只能完成 1 天，也有助于更好地了解心理健康状况。若能每周监测 3 ~ 5 天，将更有利于治疗。患者可以根据自助监测的结果来进行心理调适。

（2）正视与疫情相关的信息，理性、客观地理解疫情信息，可以帮助稳定患者的情绪状态。对夸大风险、渲染威胁的信息须保持警惕，应将通过各种渠道接收到的信息与国家官方宣传的信息进行对比，避免因片面、不实、情绪化的疫情信息引起情绪的波动。

（3）患者可以尝试观察和关注所处环境中能够带来安全感的信息，如严格防控的住院环境、积极响应的医护人员、已经实施的防护措施、国家和社会为应对疫情而投入的各种支持，以及自身症状的改善、自身心理压力的减轻。应重复强化已找到的客观存在的安全信息，同时不断地暗示，以纠正消极认知 [32]。

（4）保持放松。可通过一些简单的方式保持平静，如深呼吸，然后从 1 数到 4，再缓慢地呼气。可进行正念冥想：莲花坐式，关注呼吸，将注意力依次集中于头顶、鼻腔、口腔、胸腔、腹腔、双腿、双脚，再到双脚与地面的接触，进行自然而缓慢地进行腹式呼吸，逐渐疏解压力，改善情绪。

二、重大疫情中疑似患者的心理自助

疑似患者是指出现发热和（或）呼吸道症状；具有新

冠肺炎影像学特征；发病早期白细胞正常或降低，淋巴细胞计数正常或减少。有流行病学史，且符合临床表现中的2条；或无流行病学史符合临床表现中的3条[33]。疑似患者在等待确诊的过程中，一方面承受着身体不适，另一方面经历着情绪波动，甚至会出现精神问题，如焦虑、失眠、敏感多疑等。在对抗新冠肺炎的过程中，疑似患者经受着更多的心理折磨（图3-3）[32]。

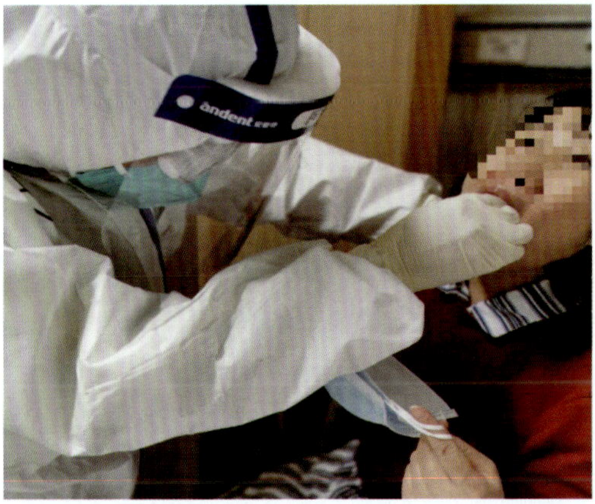

图3-3　疑似患者正在进行咽拭子检查，患者忐忑而焦虑

1. 疑似患者的人际交流

（1）享受安静的独处时光，安排好自己的生活，转移注意力。疑似患者在隔离期间，可完成一些之前因为没有时间而无法完成的事情，如看书、听音乐、做手工等，结束隔离的时候也能小有收获。

（2）建立人际连接。可通过电话、短信、微信或视频等各种方式与家人、朋友进行交流，既有助于释放不良情绪，又可以维持情感联系。

（3）寻求专业指导。当自我调节无法缓解负性情绪，内心充满恐惧和焦虑，并且影响睡眠和饮食时，建议寻求心理咨询师、心理治疗师及精神科医生的帮助。

2. 疑似患者的心理调适

疑似患者应积极进行自我情绪调节，放松心情、减少压力。不断刷手机、坐立不安、烦躁易怒的真正原因可能是对疾病的恐惧、对自身健康的担心、对未来的焦虑、对他人或社会的愤怒，面对这些不良情绪，应意识到这是在面对压力/危险时的正常反应，适度的焦虑、恐惧有助于提高警觉性。如果焦虑、恐惧程度过高而影响正常生活时，则需要进行情绪调节。

（1）关注自身的情绪及想法，给自己积极的心理暗示。焦虑、恐惧大多和灾难化的想法有关，主观想法和信念对身体和心理都有很强的暗示作用，心理状态与身体状态密切相关，故进行积极的心理暗示有助于更好地恢复健康。

（2）将注意力集中于美好的事物。可以观察周围的环境，如有什么家具？家具是什么形状？什么颜色？也可以回想使自己感到幸福的事情、听喜欢的音乐等。

（3）练习放松呼吸。可于每天早晚进行腹式呼吸训练，用鼻子深吸气，再用嘴巴缓慢呼气，一边呼吸一边暗示自己“随着我的每一次呼吸，不良情绪被呼出体外，我的身体越来越放松”。

（4）练习身体减压。可以做手指操、颈部操或八段锦、瑜伽或者泡热水澡等[32]，通过改变身体的姿势来进行减压放松。

3. 疑似患者就诊时机的把握

就诊前应充分知晓所属地区的防控政策及接诊医院的门诊时间和诊疗流程。根据自身情况选择合适的时间就诊，尽量减少在医院暴露的时间。

三、重大疫情中医护及相关工作人员的心理自助

由于医护人员、医院管理人员、社区服务人员及志愿者需要与患者近距离接触，故其罹患新冠肺炎的风险更大。同时，他们经历着与亲人分离和担忧亲人的痛苦，也面临着经验不足、被人误解等压力。因此，医护及相关工作人员出现心理危机或疾病的风险更高。良好的心理状态是他们完成工作、更好地帮助他人应对疫情的前提[34]。

1. 医护及相关工作人员的人际交流

（1）医务人员之间可以相互支持、鼓励，积极自助（图 3-4），可以利用周围的医学资源学习有效管理情绪

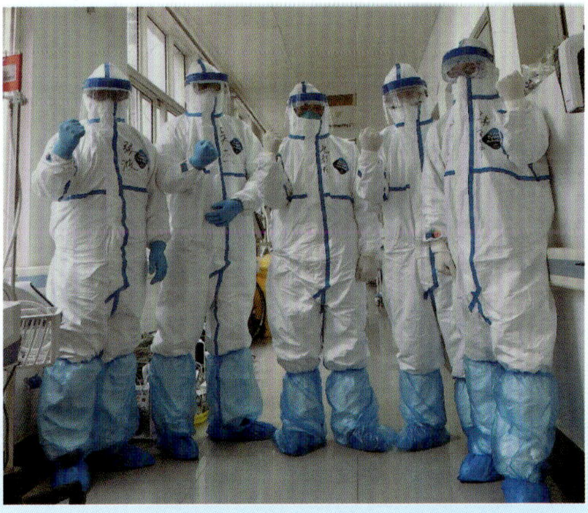

图 3-4　医务人员在工作中互相支持、鼓励、帮助

的知识，通过学习实践，保持良好的心理状态，提升工作效能。

（2）可以向同事、家人、亲友倾诉，尽情表达内心的感受，来获取心理支持。

（3）寻求专业帮助。当无法进行自身调节或出现严重情况时，需要及时寻求专业人员的帮助。

2. 医护及相关工作人员的心理调适

新冠肺炎疫情发生突然，抗疫任务紧急，医护及相关工作人员在身体和心理上承受着不同程度的冲击，部分工作人员会出现心理应激反应，造成其生理和心理功能的改变。

医务人员应该保持客观的认知：医学不是万能的，应该接受不完美和失败。疫情控制和患者的救治结果很多时候不由医生的个人能力所决定，还会受到很多其他因素的影响。

（1）调整认知，接受自己。医护人员应该学会接纳自己的工作表现，尽力做好力所能及的事情，避免过度苛责自己，尽最大努力去救治患者，无论成功与失败，都应该坦然面对，保持心态平和。

（2）通过记录的方式表达自己的情绪。可以通过写日记或者绘画的方式，将近期所经历的事件和自己的感受记录下来，表达自己的情绪。

（3）进行放松训练。放慢呼吸，保持好呼吸的节律，做深而长的吸气并保持几秒钟，然后缓慢呼气。连续深呼吸 2 ~ 3 分钟，还可以伴随着呼吸节律进行肌肉放松训练，通过从上到下或从下到上的顺序放松每组肌肉群，最后使全身达到放松状态[34]。

3. 医护及相关工作人员的就诊时机把握

（1）医护及相关人员出现“发热、乏力、肌肉酸痛、鼻塞、流涕、咳嗽、咳痰、畏寒”等症状后，应立即报告上级医生，并停止值班工作。

（2）停止值班工作后，可自服药物治疗，并进行自我隔离，隔离期间可以与家人、朋友电话、微信、视频联系，尽量保持平静的心理状态。

（3）若上述症状经休息和自服药物治疗逐渐缓解，完成 14 天隔离后可以回家休息；若症状不能缓解，并持续加重，建议到所在医院行胸部 CT 及病毒核酸检测以明确诊断。

四、重大疫情中普通民众的心理自助

普通民众与患者直接接触的可能性较小，其主要因为受到失真信息的影响，而产生不恰当的认知，从而加重焦虑、恐慌、愤怒、抑郁等不良情绪，甚至出现失眠、多梦、行为退缩等行为方面的症状。与焦虑、抑郁相对立的盲目乐观也不是合适的心理反应。普通民众应当正确认识自己的心理反应，以预防不良心理反应的出现，用恰当的心态对待疫情信息[35]。

1. 普通大众的人际交流

（1）可以通过电话、互联网等多种方式与家人、朋友交流，相互鼓励、沟通感情，加强心理上的相互支持。

（2）如果已出现焦虑，如将身体不适与“新冠肺炎”联系起来，怀疑自己患病；特别关注身体的各种感觉时，可以和有相似情况的朋友联系，尤其是疑似患者、确诊患者的接触者等，互相倾听，以建立新的连接，构建心理抗疫同盟。

（3）在经过自身努力仍然不能解决时，应及时寻求专业人士的帮助。可拨打正规心理咨询机构的热线电话，这种方式能够避免直接接触，同时能够保护个人隐私。

2. 普通民众的心理调适

（1）规律的生活是应对焦虑恐慌的良药。应尽可能维持原有的规律作息：按时起床，在家学习或办公，按时吃饭，按时睡觉，让自己回到正常的生活轨迹。同时建立良好的生活和卫生习惯，注意饮食营养，保证睡眠，不要试图通过吸烟、饮酒来缓解紧张情绪。

（2）正确认识，并积极面对自己的心理状态。传染病疫情的暴发会造成巨大的心理压力，甚至造成心理创伤，因此，产生一定程度的消极情绪是正常的。正确面对和接纳这些情绪有助于更好地应对疫情。

（3）保持积极的心态对待疫情信息。相信政府公开的信息，对政府的防疫工作保持足够的信心。应关注正规媒体关于新型冠状病毒的报道，了解病毒的性质，掌握流行情况，不轻信流言蜚语。

（4）采用积极联想等方法进行自我疏导。每日 1 ~ 2 次共 10 ~ 15 分钟的积极联想可起到一定作用，具体为联想一些积极的、放松的场景，可以回忆生活中美好的时光，想象看过的宁静美丽的风景，将这些积极的内容和自己目前的状态联系在一起，暗示自己未来仍然充满希望[32]。

3. 普通大众的就诊时机把握

（1）在重大疫情中，人们普遍会出现焦虑心理，表现为特别关注身体的各种感觉，并会将身体不适与“新冠肺炎”联系起来，怀疑自己患病。部分民众口罩漏了一条小缝或偶有咳嗽，就开始怀疑自己感染新型冠状病毒，焦虑感更甚。若出现上述不适，首先应积极调整心态，尽量放松。

（2）出现“发热、乏力、肌肉酸痛、鼻塞、流涕、咳嗽、咳痰、畏寒、气促”等症状后，可以自行服用常用的抗病毒、消炎及退热药物，并与家人沟通后进行自我隔离。

（3）经网上问诊、自服药物后症状缓解，则自我隔离14天后可解除隔离；若自服药物治疗无效，体温持续高于37.3℃，气促、呼吸困难等症状逐渐加重，应报告社区工作人员。

（4）看诊前，应充分了解定点医院的门诊时间和诊疗流程。根据自己的情况选择合适的时间就诊，尽量减少在医院暴露的时间。

（谢　君）

参考文献

[1] 国家卫生健康委员会. 医务人员手卫生规范[S/OL]. WS/T 313-2019. 2019. http://www.nhc.gov.cn/wjw/s9496/202002/dbd143c44abd4de8b59a235feef7d75e.shtml.

[2] Little P, Stuart B, Hobbs FD, et al. An internet-delivered handwashing intervention to modify influenza-like illness and respiratory infection transmission (PRIMIT): a primary care randomised trial. Lancet, 2015, 386 (10004): 1631-1639.

[3] Burton M, Cobb E, Donachie P, et al. The effect of handwashing with water or soap on bacterial contamination of hands. Int J Environ Res Public Health, 2011, 8 (1): 97-104.

[4] Centers for Disease Control and Prevention. Show Me the Science. 2015. https://www.cdc.gov/handwashing/show-me-the-science.html.

[5] World Health Organization. Hand Hygiene: Why, How & When? 2009. http://who.int/gpsc/5may/Hand_Hygiene_Why_How_and_When_Brochure.pdf.

[6] 中国疾病预防控制中心. 中国疾控中心提示：如何正确洗手？ 2020. http://www.chinacdc.cn/jkzt/crb/zl/szkb_11803/jszl_2275/202001/t20200128_211486.html.

[7] Johnson DF, Druce JD, Birch C, et al. A quantitative assessment of the efficacy of surgical and N95 masks to filter influenza virus in patients with acute influenza infection. Clin Infect Dis, 2009, 49 (2): 275-277.

[8] 石海鸥，王力红，张京利，等. 口罩的合理选择与应用. 中华医院感染学杂志，2004，14 (3): 122-124.

[9] Rengasamy S, Eimer B, Shaffer RE. Simple respiratory protection--evaluation of the filtration performance of cloth masks and common fabric materials against 20-1000 nm size particles. Ann Occup Hyg, 2010, 54 (7): 789-798.

[10] 杜建，岳淑敏，谢忠尧，等. 医用防护口罩防护效率及佩戴时间的研究. 中国防痨杂志，2012，34 (10): 633-636.

[11] Macintyre CR, Wang Q, Cauchemez S, et al. A cluster randomized clinical trial comparing fit-tested and non-fit-tested N95 respirators to medical masks to prevent respiratory virus infection in health care workers. Influenza Other Respir Viruses, 2011, 5 (3): 170-179.

[12] Macintyre CR, Wang Q, Seale H, et al. A randomized clinical trial of three options for N95 respirators and medical

masks in health workers. Am J Respir Crit Care Med，2013，187（9）：960-966.
［13］姚红. 个人使用防护口罩防“非典”常见问答. 中国医疗器械信息，2003，9（3）：31-33.
［14］中国医师协会皮肤科医师分会，中华医学会皮肤性病学分会，国家皮肤与免疫疾病临床医学研究中心. 防控冠状病毒感染疾病 -19 医护人员皮肤黏膜屏障防护共识. 中华皮肤科杂志，2020. doi：10.35541/cjd.20200112.
［15］Macintyre CR，Chughtai AA. Facemasks for the prevention of infection in healthcare and community settings. BMJ，2015，350：h694.
［16］谢敬伟. 各国口罩标准简论. 科学与信息化，2019，16：198.
［17］邹自英，朱冰，曾平，等. 一次性医用防护口罩不同佩戴时间的细菌学评价. 西南国防医药，2007，17（6）：826-827.
［18］杭东. 如何科学戴口罩. 健康向导，2014，20（1）：52.
［19］Chughtai AA，Stelzer-Braid S，Rawlinson W，et al. Contamination by respiratory viruses on outer surface of medical masks used by hospital healthcare workers. BMC Infect Dis，2019，19（1）：491.
［20］孙凯，黄蕾，段百灵，等. 公众对地震的风险感知研究. 安全与环境学报，2010，10（6）：118-121.
［21］国家卫生健康委员会. 新型冠状病毒感染的肺炎防控中常见医用防护用品使用范围指引（试行）. 2020. http：//www.nhc.gov.cn/yzygj/s7659/202001/e71c5de925a64eafbe1ce790debab5c6.shtml.
［22］李常兴，沈静，菊艳，等. 新型冠状病毒肺炎疫情防控过

程中常见皮肤问题的处理与预防. 南方医科大学学报. 2020，40（2）：168-170.

[23] 杨莉，仲少敏，吴艳. 新型冠状病毒肺炎疫情防控一线医务工作者的皮肤护理策略. 临床皮肤科杂志，2020，49（2）：2.

[24] Cozad A，Jones RD. Disinfection and the prevention of infectious disease. Am J Infect Control，2003，31（4）：243-54.

[25] 谷继荣. 环境及物体表面消毒在预防和控制医院感染中的作用. 中国感染控制杂志，2012，11（3）：231-235.

[26] 魏秋华，任哲. 2019 新型冠状病毒感染的肺炎疫源地消毒措施. 中国消毒学杂志，2020，37（1）：59-62.

[27] Daschner F，Schuster A. Disinfection and the prevention of infectious disease：no adverse effects? Am J Infect Control，2004，32（4）：224-225.

[28] 国家卫生和计划生育委员会. 医疗机构环境表面清洁与消毒管理规范. WS/T512—2016. 中国感染控制杂志，2017，16（4）：388-392.

[29] 许红梅，林蕾蕾. 门诊和病房电脑鼠标细菌污染情况调查. 中国感染控制杂志，2016，15（6）：428-429.

[30] 朱华云，黄春蓉，刘亮宝，谌科. 3 种不同方法处理新生儿培养箱的效果比较. 中国感染控制杂志，2012，11（1）：41-42.

[31] 刘军，费春楠，纪学悦，等. 不同材质抹布对医疗机构环境物体表面清洁消毒效果的影响. 中国感染控制杂志，2019，18（9）：863-866.

[32] 马辛. 新型冠状病毒感染的肺炎公众心理自助与疏导指南. 北京：人民卫生出版社，2020.

[33] 国家卫生健康委员会，国家中医药管理局办公室. 新型冠

状病毒肺炎诊疗方案（试行第七版）. 2020. http：//www.gov.cn/zhengce/zhengceku/2020-03/04/content_5486705.htm.
[34] 新型冠状病毒感染的肺炎疫情下心理健康指导手册编委会. 新型冠状病毒感染的肺炎疫情下心理健康指导手册. 陕西：陕西师范大学出版总社，2020.
[35] 四川新型冠状病毒肺炎疫情心理干预工作组. 新型冠状病毒大众心理防护手册. 四川：四川科学技术出版社，2020.

第四章 重大疫情中特殊人群的皮肤黏膜屏障防护

第一节　孕产妇的皮肤黏膜屏障防护

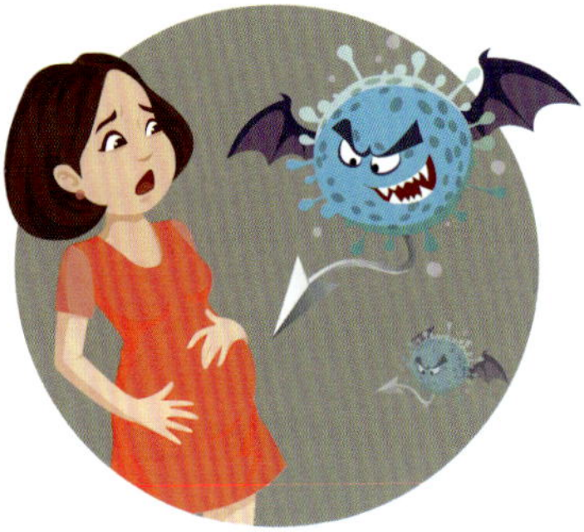

孕产妇是一个需要得到特殊关照的群体，妊娠可导致体内激素变化，并对皮肤产生影响。在重大疫情中，作为免疫力低下的易感人群，妊娠中晚期孕妇感染后不仅会影响自身健康，还可能会危及胎儿[1-2]。因此，加强皮肤黏膜的防护，合理进行皮肤表面清洁、消毒至关重要。本节以新冠肺炎为例，介绍孕产妇在重大疫情期间正确皮肤消毒和护理的方法。

一、孕产妇皮肤的特殊变化

1．粗糙、干燥或油腻、多汗

由于妊娠期肾上腺功能和甲状腺功能相对亢进，导致孕妇新陈代谢加快，排汗增多。因此，缺水或皮肤含水量降低会让皮肤变得粗糙、干燥。此外，由于胎盘分泌的孕酮、睾酮增多，皮脂腺分泌旺盛，部分孕妇会出现皮肤油腻甚至痤疮（图 4-1）[3]。

2. 皮肤色素沉着

由于妊娠期肾上腺皮质激素分泌增加，多数孕产妇面部易出现黄褐斑等，腹部及外阴易出现明显色素沉着（图4-2），一般可在产后消退[4]。

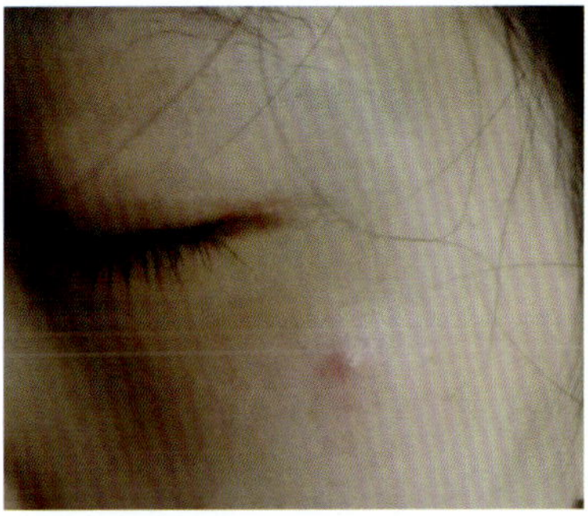

图 4-1　孕妇痤疮

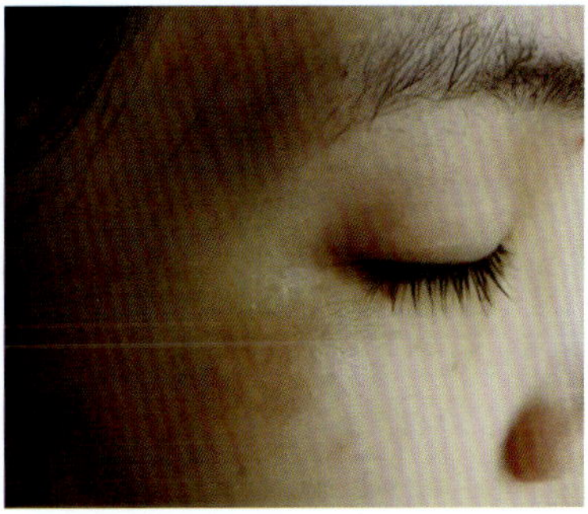

图 4-2　孕妇色素沉着

3. 皮肤瘙痒、皮疹

不同程度的皮肤瘙痒多出现在妊娠中期以后，胸部、腹部及下肢较为敏感，严重者还会出现皮疹，由于明显瘙痒而搔抓后，也常继发出血、结痂等皮损，破坏皮肤屏障，增加感染风险[5]。

二、重大疫情期间孕产妇皮肤清洁和消毒产品的选择

中国疾病预防控制中心发布的《新型冠状病毒感染的肺炎孕产妇预防临时指南》中指出："随时保持手卫生。饭前便后，用洗手液或香皂流水洗手，或者使用含有酒精成分的免洗洗手液"[6]。

市面所售的非医用抑菌洗手液是以皂基为基础，并添

加植物精油等天然抑菌成分和润肤成分，杀灭病毒的能力有限，仅用于一般细菌的预防和手部清洁。若无接触确诊病例及其血液、体液、排泄物等的可能，使用市售的普通抑菌洗手液按照“六步洗手法”用流动的清水洗手，即可清除大部分病原体。

免洗消毒凝胶含乙醇、过氧化氢、次氯酸等成分，能够迅速杀灭病毒等微生物，可以用于孕产妇的手部消毒。其中所含酒精剂量小且极易发挥，一般对胎儿没有明显的副作用。但使用时需注意是否对乙醇、季铵盐等成分过敏。

75% 酒精（医用酒精）能够有效杀灭病毒。但酒精也具有很强的渗透力，较高浓度使用时除了能够使皮肤表面微生物迅速脱水并挥发到空气中外，也会带走一定的皮肤水分，容易造成皮肤屏障受损。“84 消毒液”的有效成分为次氯酸钠，能够有效灭活病毒，但次氯酸钠有强腐蚀性，其与皮肤接触会造成灼伤，一般只用于物体的表面消毒，使用时需戴手套。因此，75% 酒精和“84 消毒液”均不建议孕产妇使用。

三、孕产妇的重点消毒部位

由于手接触是接触传播的主要途径，因此消毒双手是重点，不建议用消毒剂进行全身皮肤的消毒。不建议孕妇在腹部表面使用含酒精的消毒液。当不确定双手是否清洁的情况下，应避免用手接触口、鼻、眼；打喷嚏或咳嗽时，应该用纸巾遮住口鼻。

产妇应保持身体清洁，保证居室空气清新，温度适宜，适时开窗，避免过冷或过热。对于腹部或外阴有伤口的产妇，应按照专业医务人员的指示按时消毒、换药、拆线。

四、孕产妇消毒的时机把握

疫情期间，建议孕产妇严格居家，避免亲朋好友探视，避免与呼吸道感染者以及 14 天内去过疫情高发地区的人群接触。若家中人员均无感染暴露史，可以只洗手不消毒；若必须外出或有高危接触，回家后应在摘下口罩前、后均需消毒双手。此外，手机、首饰等可能接触到面部的物品也需要用消毒剂消毒。

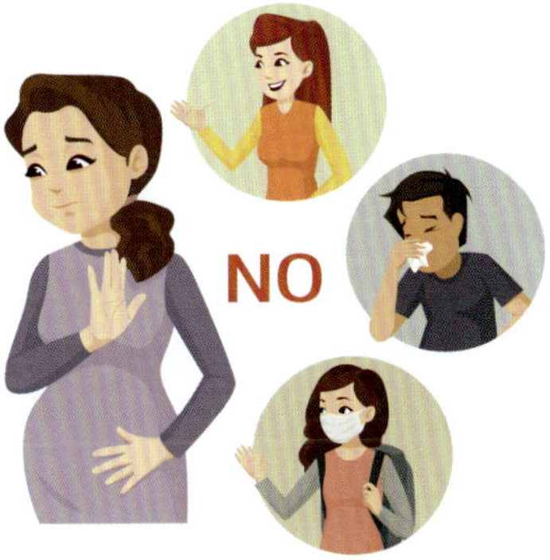

五、孕产妇皮肤护理的方法

妊娠期新陈代谢加速，皮肤代谢旺盛，应照常洗头、洗澡，并且注意预防妊娠相关的皮肤病。洗澡时以淋浴为宜，防止盆浴时污水倒流感染。对于临近分娩的孕妇，洗澡时应注意用毛巾轻柔地擦洗乳头，以增强乳头皮肤的韧性为哺乳做好准备，但应避免过度摩擦诱发宫缩。产妇的会阴部应视恶露的多少，每日 1 次或多次以流动的温水冲洗，常规冲洗即可，特殊情况下可酌情使用温和的清洁产品。

孕产妇需注意防晒。妊娠期由于体内激素的改变，更易出现皮肤晒黑、黄褐斑等问题，故应比平时更注意防晒。无论夏季或冬季，都要避免阳光直射，选用孕妇可用的防晒霜，出门使用遮阳伞和遮阳帽。

除防晒外，基础护肤同样重要，妊娠期容易出现皮肤干燥等问题，故护肤的关键是保湿。应选择安全系数高、保湿效果好的成分。具有抗皱、祛痘作用的产品多含有维A酸和水杨酸，可能会对胎儿产生不良影响，因此不建议孕产妇使用。

六、孕产妇化妆

孕产妇可以化妆，但不能随便使用化妆品。对于化妆有以下几条建议：

（1）尽量着淡妆，选择成分安全的化妆品。应选择不含酒精、激素、重金属、矿物油及香精等成分的化妆品。

（2）尽量不涂抹口红。若涂抹则应在喝水、进餐时抹去，防止有害物质进入体内。

（3）不宜染发、烫发、涂指甲油和喷香水。该类产品成分复杂，可能会增加有害暴露的风险。

（4）卸妆应彻底，防止化学物质残留及色素沉着。

（张亚敏）

第二节　儿童的皮肤黏膜屏障防护

婴幼儿和儿童的生理结构及功能、免疫系统等尚未发育完全，使其更易受到细菌、病毒等微生物的侵袭，且发病不易被及时发现，病情进展快。因此，在重大疫情中，儿童的防护应更加细致周到，科学得法。

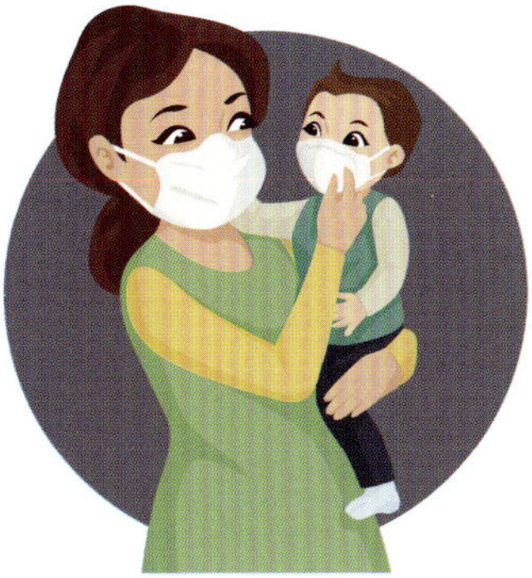

婴幼儿和儿童常需他人照护，故在重大疫情期间，监护人或守护人（父母、老师等）做好个人卫生和防护非常重要。为了避免儿童交叉感染，疫情期间应尽量不参加聚会等公共活动，减少去公共场所的次数，谢绝探亲访友，更要避免与来自疫区或可疑感染者接触。以新冠肺炎为例，如必须外出，建议佩戴适合儿童的医用外科口罩，佩戴时紧贴面部，口罩上端压紧使其紧贴鼻梁，注意观察通气情况[7]。

不同传染病的传播途径不尽相同，但同一种传染病中婴幼儿和儿童的传播途径与成人无明显差异。以新冠肺炎为例，呼吸道飞沫传播（打喷嚏、咳嗽等）和接触传播（接触过病毒的手揉眼睛、挖鼻孔、吃手指或污染的生活用具等）为其主要传播途径，也存在经气溶胶传播或经粪便及尿对环境污染造成气溶胶或接触传播的可能[2]。由于传播途径多样，故需要加强儿童卫生教育和加强防护双管齐下。

一、婴幼儿和儿童的皮肤防护

1. 洗手

洗手是所有防疫措施中的重中之重，WHO 有关新冠肺炎的防护建议中，第一条即为洗手。家长应督促或帮助儿童勤洗手、勤洗脸。外出回家后、饮食前、大小便后、接触不洁物体后应及时洗手。应使用洗手液或肥皂在流动水下洗手（采用六步洗手法清洗，至少冲洗20秒），洗手后用干净的毛巾及纸张擦干或烘干机烘干[7]。

2. 免洗洗手液

在外出或无流动水等情况下，可使用免洗洗手液（含酒精成分的免洗洗手液）进行手部清洁。免洗洗手液中的主要成分包括乙醇、氯己定、季铵盐类、葡萄糖酸氯己定、过氧化氢等，可迅速杀灭病毒等微生物[8]。但需特别注意的是，免洗洗手液虽然方便，但使用后消毒剂颗粒会残留在手上，若儿童误食可能会引起中毒等危险事件。因此，儿童不可频繁使用免洗洗手液，有条件时仍应首选使用洗手液或肥皂流动水洗手，若必须使用免洗洗手液，应注意儿童是否对乙醇、氯己定、季铵类等成分过敏，且家长应严密监督防止儿童误食而引起不良后果。

3. 皮肤消毒

以新冠肺炎为例，对于居家隔离、无接触和暴露史的婴幼儿和儿童，勤洗手即可起到防护作用。但对于有外出经历、有可疑暴露或接触史的儿童则需要进行皮肤消毒。皮肤消毒剂根据其作用机制不同，大致可分为3种类型，包括：氧化剂（碘伏、安尔碘、碘酊）、醇类制剂（乙醇类产品）及表面活性剂（新洁尔灭、氯己定）[8]。

氧化剂和表面活性剂具有很强的刺激性和毒性，易对婴幼儿和儿童产生不良后果，目前推荐使用浓度为70% ~ 80%的乙醇溶液进行消毒。婴幼儿和儿童也需在家长的严格监护下进行皮肤消毒，且经常应用乙醇消毒会导致皮肤脱脂而出现干燥、粗糙，故应进行皮肤护理，建议消毒后外用护手霜。

4. 洗头、洗澡

对于长时间户外活动或有可疑暴露及接触史的儿童，回家后应将可能被污染的衣物单独洗涤。以新冠肺炎为例，洗涤前在72℃以上的水中浸泡25分钟可以达到消毒作用，加入含氯漂白剂效果更好，必要时可使用“84消毒剂”浸泡[9]。儿童可立即淋浴洗头、洗澡，水温不超过40℃，沐浴后注意立即保湿[8]。

5. 戒除不良习惯

婴幼儿和儿童好动或存在不良的卫生习惯（如手乱摸、不洗手、啃手指、挖鼻孔等）常会导致传染病的接触传播。家长或照护者应及时纠正戒除儿童上述的多种不良行为习惯并且对儿童进行严格的皮肤消毒[7]。注意勤剪指甲，避免搔抓导致的皮肤损伤，诱发感染。

6. 定期消毒玩具及经常接触的物品

应每天清扫房间，注意通风。儿童玩具定期用流动水和肥皂清洗后日晒或用酒精擦洗消毒[7]；毛巾织物也可视情况进行高温消毒。

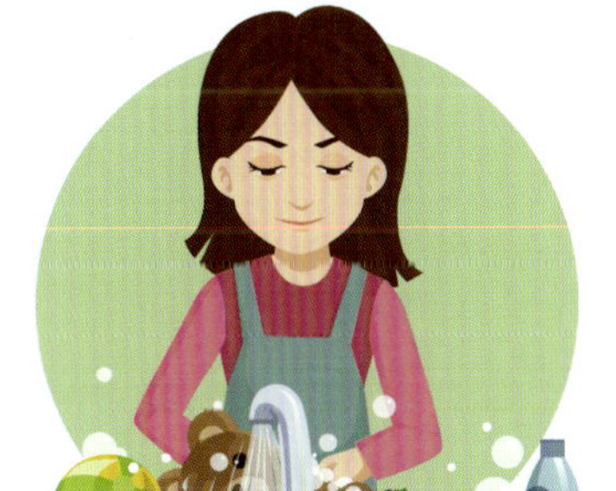

二、婴幼儿和儿童的皮肤护理

完整健康的皮肤屏障由皮脂膜、角蛋白、脂质等物质共同构成，是皮肤的保护墙。皮脂膜pH值呈弱酸性，具有抵御外来物质、维持皮肤水油平衡以及抗炎保湿的作用。角质层则具有保湿、限制水分在细胞内外及细胞间流动的功能[10]。

在进行皮肤清洁和消毒后，皮肤的皮脂膜屏障会遭到一定程度的破坏，若未及时进行正确的护理和保湿，易造成皮肤损害，使皮肤的敏感性增加，导致皮肤炎症发生，引起干燥、瘙痒等皮肤问题。儿童皮肤屏障功能较成人更加薄弱，且儿童皮肤娇嫩，总脂质、皮脂腺脂质含量以及水调节能力均低于成人，对外界温度、湿度敏感，皮肤抗摩擦力和抗病能力差，对有害物质、外界刺激、感染因素和过敏物质反应更强烈。因此，对于婴幼儿和儿童，在进行皮肤消毒后应特别重视皮肤护理，做好皮肤保湿。对于有基础皮肤疾病的婴幼儿及儿童建议必要时皮肤病专科诊治。

婴幼儿和儿童洗手时建议水温不要过高，洗手或皮肤消毒后，应及时涂抹保湿时间比较持久且无刺激性的霜剂或乳剂，如维生素 E 乳膏、绵羊油、凡士林以及含尿素或神经酰胺的护手霜、润肤乳等[8]。

（杨　井）

第三节　重大疫情中皮肤病患者的皮肤黏膜屏障防护

当发生重大疫情时，对于皮肤病患者，尤其是易过敏人群，除治疗原有的皮疹外，还应注意避免由反复或长时间使用清洁剂和消毒剂所引起的皮肤损害[11]。此外，很多过敏性皮肤病患者存在皮肤屏障受损的情况，使皮肤更容易由于接触传播而受到病原体的感染。因此，本节主要针对皮肤病患者及易过敏人群，介绍相关皮肤黏膜防护方法，以使患者可在原发病不加重不复发的情况下做好皮肤清洁消毒。

过敏性皮肤病是皮肤科最为常见的一组疾病，主要包括湿疹（图 4-3）、皮炎、荨麻疹等。相比于普通人群，过敏性皮肤病患者具有以下特征：病程漫长，反复发作，瘙痒剧烈；发病时可出现红斑、丘疹、水疱、糜烂、渗出、干燥、苔藓化、色素沉着等多形态损害；皮肤屏障功能被破坏，皮肤水分容易丢失，皮肤干燥[12]；容易罹患哮喘、过敏性鼻炎等疾病；除产生皮肤瘙痒和疼痛外，还会导致睡眠障碍与社交活动抵触，产生尴尬、沮丧等不良情绪。

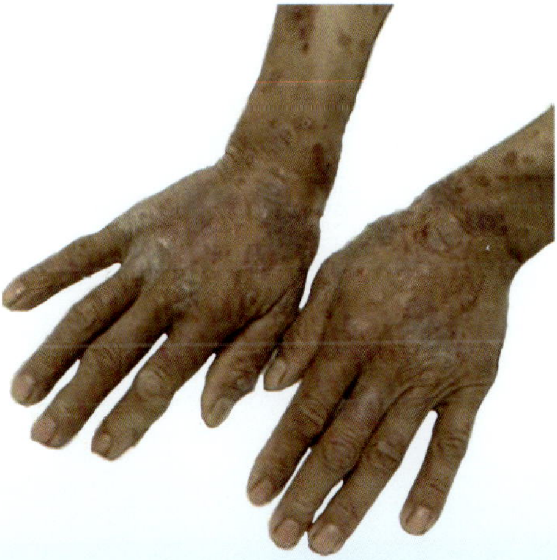

图 4-3　手部湿疹

因此，在疫情期间，建议过敏性皮肤病患者做到以下几点：

（1）按医嘱规范用药，不要自行停药或改变剂量。如出现病情变化或购药困难，建议使用专业正规网络医疗平台咨询。

（2）警惕药物过敏，避免自行加用药物。

（3）清洁剂和消毒剂可能诱发过敏，应注意正确使用。

（4）居家时应避免通风过度而导致感冒，注意保暖。注意保持室内清洁，床上用品和衣服应勤洗、勤换、保持干净。

（5）建议进行适量运动，增强自身抵抗力。

对于过敏性皮肤病患者，科学合理地进行清洁消毒并不会加重皮肤敏感和皮肤疾病，其重点在于保护及修复皮肤屏障[12]。相对于普通人群，皮肤病患者及易过敏人群的清洁消毒方式有以下几方面注意事项。

一、清洁皮肤

（1）洗手：流动清水可以清除大部分病原体，若没有接触患者或疑似患者的飞沫、体液、排泄物等，按“七步洗手法”用流动清水洗手即可[13]。市面所售的非医用抑菌洗手液是以皂基为基础，其杀灭病毒的能力有限，仅用于一般细菌的预防和手部清洁。

（2）洗澡：皮肤病患者及易过敏人群的洗澡时间应控制在 5 ~ 10 分钟，洗澡水温不宜过高，特别是冬天天气干燥，热水容易带走皮肤表面的脂质，加重皮肤干燥。一般水温控制在 37 ~ 37.5℃，如果皮肤瘙痒严重可以适当将水温调低（27 ~ 30℃），有助于缓解皮肤瘙痒。

二、皮肤消毒

对于患手湿疹、特应性皮炎的皮肤敏感人群，严格居家且无感染暴露史时可以只洗手不消毒，在流动清水下“七步洗手法”洗手2分钟，避免破坏皮肤屏障加重皮疹。如有外出或接触患者或疑似患者的飞沫、体液、排泄物等，需在清洁后进行皮肤消毒。

常用的消毒剂产品按照成分可分为9种：含氯消毒剂、过氧化物类消毒剂、醛类消毒剂、醇类消毒剂、含碘消毒剂、酚类消毒剂、环氧乙烷、双胍类消毒剂和季铵盐类消毒剂。对于皮肤敏感人群，建议洗手后尽量使用刺激性较小的免洗消毒凝胶。居家室内物品、外出携带的手机、首饰等，建议戴手套使用医用酒精、“84消毒液”、过氧化氢等消毒液进行消毒。

部分皮肤敏感人群易合并过敏性鼻炎、哮喘等疾病，许多消毒剂和清洁剂可成为刺激物或致敏剂[13]，特别是浓度过高、喷洒过于密集时，容易刺激皮肤黏膜或诱发咳嗽、哮喘。清洁喷雾剂、漂白剂、氨水和消毒剂（如季铵化合物和戊二醛）已被确定为清洁工人职业性哮喘和职业性鼻炎的最常见致敏物[14]。因此，应该按照各种消毒剂的说明书正确使用消毒剂；喷洒消毒剂不应正对人喷洒；如果患者对某种消毒剂特别敏感，可尝试换用其他类别的消毒剂。一旦出现呼吸困难等过敏性休克的症状，应尽快脱离诱发环境并及时就医。

三、皮肤保湿

经历了上述皮肤的清洁剂消毒过程后，皮肤的皮脂膜屏障会遭到一定程度的破坏，若不及时进行正确的护理和保湿，容易造成皮肤伤害。因此，使用清洁剂消毒后应特别重视皮肤保湿。可以使用修复皮肤屏障、舒缓功能的医学护肤品。根据不同皮肤类型，选择不同的保湿剂涂抹：

（1）干性皮肤：需选择含油及乳化剂成分较高的乳剂或霜剂。

（2）油性皮肤：需选择含少量油或乳化剂且比较清爽的乳剂和霜剂。

（3）混合性皮肤：主要表现为脸颊干燥，T 区油脂分泌旺盛，宜分区选择不同保湿剂外用。

（4）合并有唇炎的患者，应注意唇部的保湿护理，勿用舌头舔嘴唇，取下口罩清洁后应涂抹润唇膏，避免唇部干裂。口腔黏膜干燥有利于微生物的繁殖，因此要多饮水，保持口腔和咽喉湿润。

四、清洁剂和消毒剂过敏的处理方法

过敏性疾病患者使用清洁剂或消毒剂后可能会产生不良反应，常见表现为接触性皮炎或原有湿疹皮疹加重。症状较轻时，多为局部皮肤出现红、肿、瘙痒等症状；严重者可出现丘疹、水疱，甚至糜烂破溃，可在破溃后继发感染。

一旦出现过敏症状，可按照湿疹的处理原则进行处理[5,15]。如果皮疹比较严重且难以控制，应前往正规医院皮肤科就诊。疫情期间也可以借助网络平台直接在线上咨询专业皮肤科医生。

值得注意的是，过敏性皮肤病患者焦虑、抑郁症状较普遍[16]。在疫情期间，对疫情的担心以及就医不便更易加重患者的焦虑和恐惧。患者可咨询相关医护人员，每天进行至少 30 分钟的有效沟通，不仅可以了解疾病相关知识，还能及时了解自己的心理动态，制订合适的心理护理方案。

（李　延）

参考文献

［1］Rasmussen SA，Smulian JC，Lednicky JA，et al. Coronavirus disease 2019（COVID-19）and pregnancy：What obstetricians need to know. Am J Obstet Gynecol，2020，pii：S0002-9378（20）30197-6.

［2］国家卫生健康委员会，国家中医药管理局办公室. 新型冠状病毒肺炎诊疗方案（试行第七版）. 2020. http：//www.gov.cn/zhengce/zhengceku/2020-03/04/content_5486705.htm.

［3］易芸. 妊娠期的皮肤变化. 家庭育儿，2002，（9）：35.

［4］绕术成. 妊娠期皮肤改变及皮肤病. 家庭医学，2005，（3）：9.

［5］唐江成. 妊娠期为何会皮肤瘙痒. 农家之友，2007，（9）：65.

［6］中国疾病预防控制中心. 新型冠状病毒感染的肺炎孕产妇预防临时指南，2020. http：//www.dalisn.gov.cn/gk/gk3701/gk3704/124005.htm

［7］浙江省卫生健康委员. 浙江省孕产妇和儿童新型冠状病毒感染的肺炎防护指南（试行），2020. http://www.zjwjw.gov.cn/art/2020/2/11/art_1663145_41901385.html.

［8］中华医学会皮肤性病学分会. 新型冠状病毒感染疫情防控阶段的皮肤清洁、消毒与护理规范. 2020-02-06［2020-03-05］. https：//www.haodf.com/zhuanjiaguandian/ddk1982_8155095142.htm.

［9］中国医药教育协会. 皮肤病患者预防新型冠状病毒肺炎个人

防护专家共识（第一版）. 暨南大学学报，2020. http://guide.medlive.cn/guideline/20066.

［10］高莹，鲁楠，职蕾蕾. 婴幼儿皮肤结构和生理特征的研究进展. 中国美容医学，2015，24（3）：77-78

［11］中国医师协会皮肤科医师分会，中华医学会皮肤性病学分会，国家皮肤与免疫疾病临床医学研究中心. 防控冠状病毒感染疾病 -19 医护人员皮肤黏膜屏障防护共识 . 中华皮肤科杂志，2020，53（3）：159-164.

［12］慕彰磊，张建中 . 皮肤屏障与特应性皮炎. 临床皮肤科杂志，2019，11：707-709.

［13］Malo JL，Chan-Yeung M. Agents causing occupational asthma. J Allergy Clin Immunol，2009，123（3）：545-50.

［14］Folletti I，Siracusa A，Paolocci G. Update on asthma and cleaning agents. Curr Opin Allergy Clin Immunol，2017，17（2）：90-95.

［15］余艺昕，杨斌. 手湿疹中外诊疗指南概述. 中华皮肤科杂志，2019，52（1）：53-56.

［16］杜锦霞，陈萍，冯欣伟，王蓓. 过敏性皮肤病患者心理状况分析及护理干预. 解放军护理杂志，2014，25（6）：75-76.

第五章 常用防护用品介绍

第一节 清洁消毒用品

消毒是指杀死病原微生物、但不一定能杀死细菌芽孢的方法。通常用化学方法即可达到消毒的作用。灭菌是指将物体上所有的微生物（包括细菌芽孢在内）全部杀灭的方法。通常用物理方法来达到灭菌的目的。病毒灭活是指通过物理或化学方法破坏病毒蛋白的结构，使病毒失去感染、致病和繁殖能力[1]。根据消毒灭菌方法，常用清洁消毒用品可以分为两大类：物理类和化学类。

一、物理类清洁消毒用品

物理消毒法就是用物理方法杀灭或清除病原微生物和其他有害生物，常使用以下方法[2]：

1. 紫外线消毒

紫外线对一般细菌、病毒均有杀灭作用，对细菌芽孢无效，结核杆菌对其有较强的抵抗力。紫外线被广泛用于室内空气消毒，如手术室、烧伤病房、传染病房、实验室等。消毒用紫外线灯管有 15 W、20 W、30 W 等规格。每 10 ~ 15 cm^2 面积可设 30 W 灯管 1 个，应尽量每照射 2 小时后，间歇 1 小时后再照，以免臭氧浓度过高。灯管用铝制灯罩，避免直接照射（作反向或侧向照射），可用

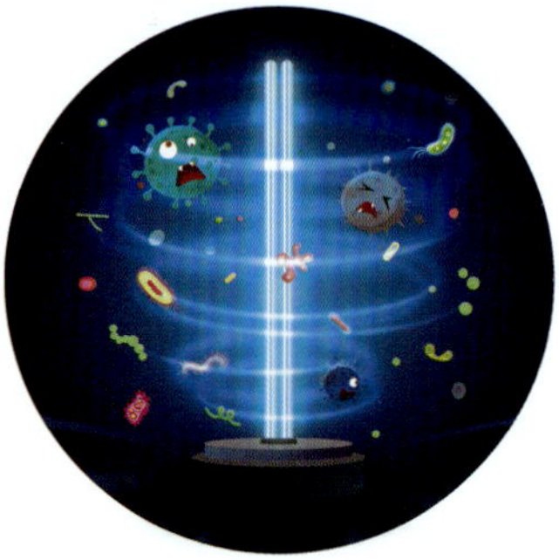

于有人时的空气消毒。

（1）紫外线消毒灯的要求：①紫外线消毒灯在电压为 220 V、环境相对湿度为 60%、温度为 20℃时，辐射的 253.7 nm 紫外线强度（使用中的强度）应不低于 70 μW/cm²。②应定期监测消毒紫外线的辐射强度，当辐照强度降低到要求值以下时，应及时更换。③紫外线消毒灯的使用寿命，即由新灯的强度降低到 70 μW/cm² 的时间（功率≥ 30 W），或降低到原来新灯强度的 70%（功率＜ 30 W）的时间，应不低于 1000 小时。紫外线灯生产单位应提供实际使用寿命的信息。

（2）紫外线消毒灯的使用方法：①在室内无人状态下，采用紫外线灯悬吊式或移动式直接照射消毒。灯管吊装高度距离地面 1.8 ～ 2.0 m。安装紫外线灯的数量为平均≥ 1.5 W/cm²，照射时间≥ 30 分钟。②采用紫外线消毒器对空气及物体表面进行消毒。其消毒方法及注意事项应遵循生产厂家的使用说明。③消毒时对环境的要求：紫外线直接照射消毒空气时，关闭门窗，保持消毒空间内环境清洁、干燥。消毒空气的适宜温度 20 ～ 40℃，相对湿度低于 80%。

（3）使用紫外线消毒灯的注意事项：①应保持紫外线灯表面清洁，每周用酒精布擦拭 1 次，发现灯管表面有灰尘、油污等时，应随时擦拭。②用紫外线灯消毒室内空气时，房间内应保持清洁干燥。当温度低于 20℃或高于 40℃，相对湿度大于 60% 时，应适当延长照射时间。③采用紫外线消毒物体表面时，应使消毒物品表面充分暴露于紫外线。④采用紫外线消毒纸张、织物等粗糙表面时，应适当延长照射时间，且两面均应受到照射。⑤采用紫外线杀灭被有机物保护的微生物及空气中悬浮粒子多时，应加大照射剂量。⑥不应使紫外线光源直接照射到人，必要时戴防护镜和穿防护服进行保护。⑦不应在易燃、易爆的场所使用。⑧紫外线强度计每年至少标定 1 次。

2. 热力消毒

煮沸法是最简单有效的消毒方法，不需要特殊设备即可进行。杀灭繁殖型细菌与病毒效果好，对芽胞作用较小。煮沸时间一般为 10 ~ 30 分钟。金属器械、棉织品、食具、玻璃制品等可用煮沸消毒。但毛皮、呢绒和塑料制品等不能使用煮沸消毒。煮沸法也适用于家庭内消毒。

高压蒸汽灭菌是医院内常用的消毒方法，是一种可靠、经济的快速灭菌方法。121℃灭菌时间为 30 分钟，126℃为 20 分钟，需消毒的物品包装不可过大、过厚或过紧，一般为 20 cm × 30 cm × 40 cm，外包材料应既有良好的蒸汽穿透性，又能阻挡微生物入侵，常用平纹布或医用包装纸。一般压力为 1 kg/cm^2，20 ~ 30 分钟，即可达到消毒效果。

火焰灭菌法是利用火焰加热杀灭微生物的一种方法。用于磁制品、金属制品及在火焰中不会破损的物品。加热时间通常在喷灯或酒精灯的火焰中加热数秒以上。

3. 电离辐射

电离辐射是应用 γ 射线与高能量电子束照射消毒，可在常温下对不耐热物品灭菌，故又称“冷灭菌”。对微生物有广谱杀灭作用，不残留有害化学物质。

4. 超声波消毒

超声波消毒是利用一些微生物对超声波的敏感性，使有害微生物失去活性的方法。例如，大肠杆菌、痢疾杆菌、狂犬病毒、乙型脑炎病毒等。

二、化学类清洁消毒用品

化学消毒法的机制是化学消毒剂作用于病原体可使其蛋白质发生不可逆性损伤，以达到杀灭病原体的目的。常用的化学消毒剂包括[3-4]：

1. 醇类

医用酒精，为 75% 乙醇。通过使微生物蛋白凝固变性而将其杀灭，对常见的大部分细菌、真菌和部分病毒（包括新型冠状病毒）有效，但对肝炎病毒及细菌芽孢无效。可用于皮肤消毒或皮肤消毒时脱碘。医用酒精易挥发，开启后可放置 1 周，因具有刺激性，故不宜用于黏膜消毒。

2. 碘制剂

常用的碘制剂包括碘酊、碘伏和安尔碘。

（1）碘酊（俗称碘酒）浓度为 2%，可用于皮肤消毒，但因有刺激性，不能用于黏膜消毒。使用碘酊后需要用酒精脱碘。

（2）碘伏浓度可高达 10%，但医用碘伏通常浓度较低，常为 0.45% ～ 0.55%。碘伏是单质碘与聚乙烯吡咯酮的不定型结合物，聚乙烯吡咯酮可溶解分散 9% ～ 12% 的碘。医用碘伏的杀菌作用优于碘酒，但稀溶液不稳定，主要用于皮肤消毒，不需要脱碘。其具有广谱杀菌作用，可杀灭细菌繁殖体、芽孢、真菌、原虫和部分病毒。聚维酮碘是碘伏的一种，有效碘为 0.2%，可用于黏膜消毒，杀菌效果不及常用医用碘伏。聚维酮碘的特点为广谱杀菌、杀菌力强、毒性弱、几乎没有刺激性和腐蚀性，对细菌、真菌、病毒均有效。

（3）安尔碘的成分包括有效碘、醋酸氯己啶和酒精，含有效碘 0.2%，主要用于注射、采血、手术部位及外科换药消毒，也可用于口腔黏膜消毒和外科手术前洗手消毒。对碘过敏者禁用碘制剂。

3. 氯制剂

（1）“84 消毒液”。主要成分为次氯酸钠，用于各种物体表面和环境等的消毒。具有刺激性气味，有一定的刺激性与腐蚀性。广泛用于宾馆、旅游、医院、食品加工行业、家庭等的卫生消毒。

（2）含氯消毒液（500 mg/L）。可用于物体表面、地面、医疗用品等的消毒。

3. 氧化剂

（1）过氧乙酸。0.2% 过氧乙酸溶液可用于物体表面消毒，0.5% 过氧乙酸溶液可用于传染病患者使用后或被血液、体液污染的物品及引流物的消毒。对金属有腐蚀性，对织物有漂白作用，故浸泡后需及时冲洗干净。个体接触该溶液时，应做好防护。若溅入眼内或接触皮肤，要立

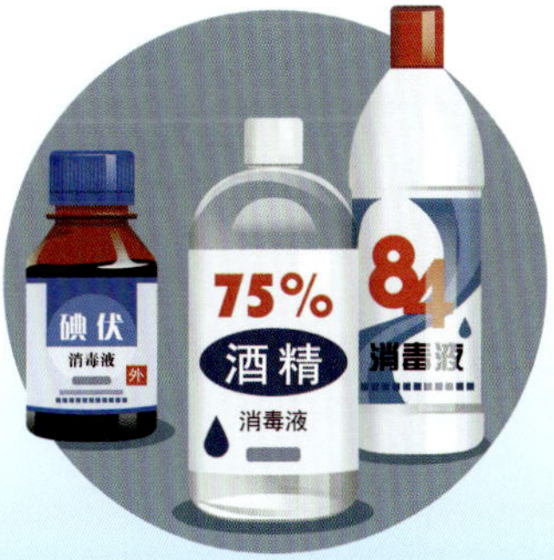

即用大量清水冲洗。

（2）过氧化氢。通过释放新生氧而发挥杀菌作用，性质不稳定。3% 过氧化氢溶液可用于口腔黏膜消毒。

（3）高锰酸钾。弱氧化剂，性质稳定。0.1% 高锰酸钾溶液可用于皮肤、尿道消毒，以及蔬菜、水果消毒。

5. 表面活性剂

常用的表面活性剂为新洁尔灭，其易溶于水，刺激性小，性质稳定，对芽孢无效。新洁尔灭遇肥皂或其他合成洗涤剂时效果会减弱。0.05% ~ 0.1% 新洁尔灭溶液可用于外科洗手、皮肤黏膜消毒和浸泡手术器械。

6. 己烷

0.02% ~ 0.05% 氯己定溶液可用于术前洗手（浸泡 5 分钟），腹腔、膀胱等内脏冲洗，对皮肤、黏膜创面及环境物体表面也有消毒作用。

7. 染料

龙胆紫有抑菌作用，对葡萄球菌作用强。2% ~ 4% 龙胆紫溶液可用于浅表创伤消毒。

8. 醛类

（1）甲醛。刺激性强，可通过浸泡物体表面发挥消毒作用。

（2）戊二醛。有强大的杀菌作用，常用于消毒不能用热力灭菌的物品（如精密仪器）。

（黄永初）

第二节 口罩的分类与选择

中国是世界上最先使用口罩的国家。据《马可·波罗游记》记载，元朝的宫殿里“献食的人，皆用绢布蒙口鼻，俾其气息不触饮食之物”。这种蒙口鼻的绢布，就是最原始的口罩。随着西方医学的发展，口罩开始用于避免唾液飞溅到外科手术伤口上，并逐渐被推广到临床应用，作为一种防护用具使用[5]。现代的防护口罩已发展为佩戴更加舒适、类型更为丰富 、功能更加有效的呼吸防护用品。

防护口罩从功能上主要分为医用防护、工业用防护和日常防护 3 种类型。

根据外观式样主要分为折叠式（folds）、杯形（cup-shaped）、平面式（plane）3 种类型。并根据佩戴方式可分为耳戴式和头戴式。部分口罩配有呼吸阀。

本节主要介绍医用口罩、防尘口罩、日常防护型口罩、普通纱布口罩的分类及标准。

一、医用口罩

根据性能特点及适用范围，医用口罩可分为：普通医用口罩、医用外科口罩和医用防护口罩，其防护等级依次升高。

（一）医用口罩的主要防护指标

国内标准和国外标准均对医用口罩的性能做出多方面的要求。主要防护指标如下[6]：

1. 过滤效率

过滤效率是指在规定的检测条件下，口罩滤除目标杂质的百分比。其是决定口罩防护性能的根本性因素。评价医用口罩过滤效率的主要指标为细菌过滤效率和颗粒物过滤效率。

（1）细菌过滤效率。指口罩在受到含细菌的气溶胶攻击时滤除细菌的能力。细菌过滤效率常使用含有金黄色葡萄球菌的气溶胶进行测试，其平均颗粒直径为（3.0±0.3）μm。

（2）颗粒物过滤效率。用来衡量口罩对亚微米颗粒物的过滤效果，以模拟口罩对空气中的粉尘、花粉、病毒等颗粒物的过滤效果，并进一步分为非油性颗粒物的过滤效率及油性颗粒物的过滤效率 2 种。一般采用氯化钠气溶胶颗粒作为非油性颗粒物的测试对象，邻苯二甲酸二辛酯（dioctyphthalate，DOP）或其他适用油类（如石蜡油）作为油性颗粒物的测试对象。用于测试的颗粒物大小因标准不同而各异。

2. 过滤阻力

在呼吸过滤中，过滤阻力是指过滤时过滤层对被过滤气体流动的阻力，一般由压力差或通气阻力两个指标进行衡量和测定。

3. 流体阻隔能力

流体阻隔能力反映了医用口罩隔绝液体的能力。一般情况下用合成血液穿透阻力及表面抗湿性来评价。

合成血液穿透阻力是一种衡量口罩隔绝流体的指标。在测试过程中，合成血液分别以 80、120 或 160 mmHg 的压力喷向口罩外侧面后，以口罩内侧面不出现渗透为标准，并符合低、中或高流体阻力的要求。其中，80、120、160 mmHg 压力分别模拟静脉压力（1 级）、动脉压力（2 级）和外伤及手术期间（如整形外科手术）可能发生的高压（3 级）。

一般工业用口罩对流体阻隔能力无要求，因此对于工业用口罩的检测标准中也无该项检测。医用口罩与工业用口罩的另一区别在于呼吸阀，医用口罩无呼吸阀，原因是不允许将微生物直接排出口罩外，尤其在无菌环境中。

4. 密封性能

在医用口罩的使用过程中，口罩与面部的有效密合是防护的关键。通常情况下，口罩的密封性能可利用密合性或适合因数两个指标进行衡量。

5. 阻燃能力

由于医用环境中存在火灾隐患，为了更好地起到防护作用，需对医用口罩进行阻燃性测试。医用口罩的阻燃能力一般通过阻燃等级或燃烧时间进行评价。

（二）普通医用口罩

普通医用口罩可用于阻隔由口腔和鼻腔呼出的喷溅物，可用于普通医疗环境下的一次性卫生护理，防护等级最低。适用于一般卫生护理活动，如卫生清洁、配液、清扫床单元等，或用于对除致病性微生物以外的颗粒（如花粉等）的阻隔或防护。

1. 国内标准（YY/T 0969-2013）

YY/T 0969-2013《一次性使用医用口罩标准》[7] 为我国一次性使用医用口罩的行业推荐标准，于 2014 年 10 月 1 日起作为现行标准实施。根据该标准生产的一次性医用口罩适用于医护人员的一般防护及日常隔离防护，不可在医用外科手术室使用。该标准规定普通医用口罩的细菌过滤效率须≥95%，但对于颗粒物过滤效率、通气阻力、合成血液穿透阻力、表面抗湿性、阻燃性能均无明确要求。

2. 美国 ASTM F2100-11（2018）

ASTM F2100-11（2018）《医用口罩材料性能标准规范》[8]为美国及日本的现行医用口罩标准。ASTM 标准被美国食品药品监督管理局（FDA）认可并引用。按该标准所生产的医用口罩可分为 3 个防护级别：低防护（1 级）、中防护（2 级）和高防护（3 级），其中 1 级和 2 级属于普通医用口罩。性能要求见表 5-1。该标准对口罩的密封性能无具体要求。

相较于其他医用口罩标准，ASTM F2100-11（2018）涉及的检测项目最为广泛，且对颗粒物过滤效率及合成血液穿透阻力要求较高。

表 5-1 ASTM F2100-11（2018）标准

级别	细菌过滤效率（%）	颗粒物过滤效率（%）	合成血液穿透阻力（mmHg）	阻燃能力
1 级	95	95	80	等级 1
2 级	98	98	120	等级 1
3 级	98	98	160	等级 1

3. 其他国际标准

欧盟使用 BS EN 14683：2019《口罩需求测试方法》[9]，根据防护性能可分为Ⅰ型、Ⅱ型两个等级。澳洲使用 AS

4381：2015《用于医疗保健的一次性口罩标准》[10]，按照防护级别分为低防护（1 级）、中防护（2 级）和高防护（3 级）3 个等级，其中 1 级和 2 级属于普通医用口罩。

（三）医用外科口罩

医用外科口罩适用于医务人员或相关工作人员的基本防护，以及在有创性操作过程中阻止血液、体液和飞溅物传播，防护等级为中等，具有一定的呼吸防护性能。在洁净度为 10 万级以内的洁净环境或在手术室工作的人员，以及护理免疫功能低下患者及进行体腔穿刺等操作时应佩戴医用外科口罩。医用外科口罩要求对细菌的过滤效率达到 95% 以上。对于可疑的呼吸道患者也应配发一次性医用外科口罩，防止对医院其他人员构成传染威胁，减少交叉感染风险，但避免感染的效果不及医用防护口罩。

医用外科口罩由三层组成。近口鼻的内层用以吸湿；中层为过滤效果较高的隔离过滤层；外层为防水层，可防止飞沫进入口罩内。口罩上应配有鼻夹，鼻夹具有可调节性。

1. 国内标准 YY 0469-2011

YY 0469-2011《医用外科口罩》标准[11]是我国医用外科口罩的行业推荐标准，非强制标准，于 2013 年 6 月 1 日实施。按该标准生产的医用外科口罩要求细菌过滤效率≥ 95%，对粒径为（0.075 ± 0.2）μm 的非油性颗粒物的过滤效率≥ 30%，合成血液穿透阻力达 120 mmHg，密封性能要求口罩能罩住佩戴者的口鼻至下颌。但对于通气阻力、表面抗湿性、阻燃性能均无明确要求。

2. 国外标准

依据 ASTMF 2100-11（2018）标准[8]所生产的高防

护（3级）口罩，根据BS EN 14683：2019标准[9]生产的Ⅱ型R型口罩（合成血液穿透阻力达120 mmHg的Ⅱ型口罩），以及根据AS 4381：2015标准[10]生产的高防护（3级）口罩，均可用于外科手术操作，属于医用外科口罩。

（四）医用防护口罩

医用防护口罩适用于医务人员和相关工作人员对经空气传播的呼吸道传染病的防护，是一种密合性自吸过滤式医疗防护用品，防护等级高，尤其适用于在诊疗活动中接触经空气传播或近距离经飞沫传播的呼吸道传染病患者时佩戴。医用防护口罩可滤过空气中的微粒，阻隔飞沫、血液、体液、分泌物微滴等，属于一次性使用产品。医用防护口罩能阻止大部分细菌、病毒等病原体。

1. 国内标准GB 19083-2010

GB 19083-2010《医用防护口罩技术要求》[12]是我国医用防护口罩的国家标准，为强制标准。该标准主要规定口罩对于平均粒径为0.075 μm的非油性颗粒物的过滤效率，以此将口罩分为3个级别：1级（≥95%）、2级（≥99%）、3级（≥99.97%）。此外，该标准还规定合成血液穿透阻力80 mmHg、吸气阻力≤343.2 Pa，并引入适合因子这一指标来量化口罩与面部贴合的密封性能。但对细菌过滤效率无明确要求。

2. 美国NIOSH 42 CFR 84

美国国家职业安全与健康研究所（NIOSH）制定的42 CFR 84-1995《呼吸保护装置标准》[13]中规定，平均粒径为0.3 μm的非油性颗粒物的过滤效率达95%的呼吸防护口罩为N95口罩。如果该口罩同时满足FDA[14]对外科口罩的指导意见时，可用于医疗防护，称其为医用 N95 口罩。NIOSH 42 CFR 84-1995 标准主要规定了非油性颗粒物的过滤效率、通气阻力等指标；而 FDA 的外科口罩指导意见主要对医用 N95 口罩的阻燃能力和合成血液穿透阻力进行了要求，并依据合成血液穿透阻力将其分为 3 级，见表 5-2（可参考上述 ASTM 标准），但该标准也未对医用 N95 口罩的细菌过滤效率提出明确要求。

表 5-2 不同级别医用 N95 防护口罩的性能

级别	细菌过滤效率（%）	颗粒物过滤效率（%）	合成血液穿透阻力（mmHg）	通气阻力（Pa）	阻燃能力
1 级	未明确规定	≥ 95	80	吸气≤ 350 呼气≤ 250	等级 1/ 等级 2
2 级	未明确规定	≥ 95	120	吸气≤ 350 呼气≤ 250	等级 1/ 等级 2
3 级	未明确规定	≥ 95	160	吸气≤ 350 呼气≤ 250	等级 1/ 等级 2

按照我国现行的 GB 19083-2010 标准生产的医用防护口罩，仍与美国医用 N95 防护口罩在合成血液穿透阻力、阻燃性能等指标上存在一定差距。

二、防尘口罩

自吸过滤式防颗粒物呼吸器是防止或减少空气中粉尘进入人体呼吸器官的个人保护器具。又称“防尘口罩”“防尘面罩”。

1. 国内标准

国家标准 GB 2626-2006《呼吸防护用品——自吸过滤式防颗粒物呼吸器》[15] 根据对颗粒物的过滤性能，将自吸过滤式防颗粒物呼吸器分为 KN 和 KP 两类，KN 类只适用于过滤非油性颗粒物，KP 类适用于过滤油性和非油性颗粒物。根据过滤效率，可分为 KN90、KN95、KN100，以及 KP90、KP95、KP100。

非油性颗粒物的过滤效率测定选择平均粒径为 0.075 μm 的氯化钠气溶胶颗粒。

2. 国外标准

美国 NIOSH 42 CFR 84《呼吸保护装置标准》[14] 根据滤料将呼吸保护装置分类为：N 系列、P 系列、R 系列。并根据其过滤效率划分出 3 个水平：95%、99%、99.97%（简称为 95、99、100），共 9 类。前述的 N95 即为其中的一类。

（1）N 系列（not resistant to oil）：可过滤非油性颗粒物，可反复使用，时限参照厂商说明。型号为 N95、N99、N100。

（2）R 系列（resistant to oil）：可过滤油性颗粒物及非油性颗粒物，可反复使用，时限参照厂商说明。型号为 R95、R99、R100。

（3）P 系列（oil proof）：可过滤油性颗粒物及非油性颗粒物，长期使用后过滤效率仍不会明显降低。型号为 P95、P99、P100。

美国 NIOSH 标准中 N、R、P 系列的过滤效率测试均采用平均粒径为 0.3 μm 的气溶胶颗粒，国内外对高效过滤材料的检验也多以粒径约 0.3 μm 的颗粒物作为标准。多个国家的研究结果证实，由于过滤材料的某些特性（过滤效果是基于过滤及静电吸附等多个原理的综合作用），粒径为 0.3 μm 的气溶胶微粒最难捕获并过滤。

其他国内外标准也根据过滤效率有不同的分级[6]，具体见表 5-3。

表 5-3　不同国家、地区标准口罩过滤效率的分级

标准	1 级	2 级	3 级
国家标准 GB 2626-2006	KN90、KP90 过滤效率≥ 90%	KN95、KP95 过滤效率≥ 95%	KN100、KR100、P100 过滤效率≥ 99.97%
美国 NIOSH 42 CFR 84 标准	N95、R95、P95 过滤效率≥ 95%	N99、R99、P99 过滤效率≥ 99%	N100、R100、P100 过滤效率≥ 99.97%
欧盟 EN 149 标准[a]	FFP1 过滤效率≥ 80%	FFP2 过滤效率≥ 94%	FFP3 过滤效率≥ 97%
澳洲 AS 1716 标准	P1 过滤效率≥ 80%	P2 过滤效率≥ 94%	P3 过滤效率≥ 99%
日本 MOL 验证标准	DS1 过滤效率≥ 80%	DS2 过滤效率≥ 99%	DS3 过滤效率≥ 99.9%
韩国 MFDS 标准	KF80 过滤效率≥ 80%	KF94 过滤效率≥ 94%	KF99 过滤效率≥ 99%
中国台湾 CNS 标准	D1 防护效率＞ 80%	D2 防护效率＞ 95%	D3 防护效率＞ 99%

[a] 欧盟标准中医用防护口罩要求过滤效率达到 FFP2、FFP3 级别，且必须符合欧盟 DS/EN 14683 标准[9]中对医用外科口罩的要求，如前所述的Ⅱ型 R 型口罩标准

综上所述，KN 系列是中国标准，N 系列是美国标准，FFP 系列是欧盟标准，数字越大表示对相关颗粒物防护等级越高。

医用防护口罩除达到过滤效率的要求外，还须符合各个国家 / 地区相关医用口罩标准中对流体阻隔能力、阻燃能力等性能的要求及卫生用品卫生标准。

三、日常防护型口罩

日常防护型口罩是指在日常生活中空气污染环境下佩戴的滤除颗粒物的防护型口罩。

粒径≤ 2.5 μm 的颗粒物（即 PM2.5）是指环境空气中空气动力学当量直径≤ 2.5 μm 的颗粒物，也称细颗粒物。

GB/T 32610-2016《日常防护型口罩技术规范》[16] 是我国首个民用防护口罩国家标准，为推荐性国家标准，于 2017 年 11 月 1 日正式实施。其中规定了日常防护型口罩的分级、技术要求、测试方法、检验规则、标志、包装等。

根据该标准生产的日常防护型口罩，防护级别由高到低分为 A、B、C、D 级，其对应的防护效果见表 5-4。不同级别的口罩适用于不同的环境空气质量，在相应环境中口罩能将 PM2.5 浓度降低至≤ 75 $\mu g/m^3$（即空气质量指数类别“良”及以上）。

表 5-4　口罩防护级别对应的防护效果及其适用的环境空气质量

防护级别	A 级	B 级	C 级	D 级
防护效果（%）	≥ 90	≥ 85	≥ 75	≥ 65
适用的环境空气质量类别	严重污染	严重及以下污染	重度及以下污染	中度及以下污染

四、普通纱布口罩

普通纱布口罩的主要功能是防寒保暖，避免冷空气直接刺激呼吸道，特点是透气性好。其防护原理是通过数层纱布的机械阻挡将较大颗粒物隔离在外，但无法阻挡直径＜ 5 μm 的颗粒物。

普通纱布口罩厚重、闷热，且防病毒效果差。经国家食品药品监督管理局北京医疗器械质量监督检查中心测定，16 层纱布口罩的过滤效率为 24%，24 层纱布口罩过滤效率为 36.8%。

（段　铱）

第三节　手套的分类与选择

一、手套的材料

手套的材料可分为乳胶手套、丁腈手套、聚乙烯（PE）手套和聚氯乙烯（PVC）手套。

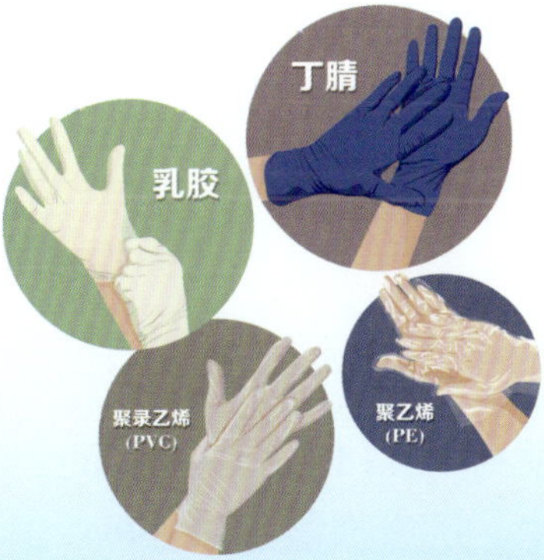

一次性医用手套最常见的两种材质是丁腈和乳胶。乳胶手套采用天然橡胶制成，具备良好的弹性

和柔软质感，可提供舒适的柔韧性。丁腈手套可以完美记忆手部动作，长时间佩戴不会感觉疲劳。选取优质的天然丁腈不易导致过敏，故为对乳胶蛋白过敏或皮肤敏感医护人员的首选。丁腈手套具备耐穿刺性能，可在医护人员的手部表面建立防护屏障，降低被医疗器械划伤手部皮肤的可能性。

二、手套的表面形式

可以分为麻面手套、光面手套、有粉表面手套和无粉表面手套。

橡胶和丁烯材质的医用手套表面均为“微麻面”，可提供牢固的抓握力，使医护人员拿取手术器械时不易滑落产生安全隐患。

无粉手套采用先进的高分子涂层工艺，手感柔软，佩戴舒适。使用无粉医用乳胶手套更加安全。

三、手套的用途分类

（1）灭菌手套：指灭菌橡胶外科手套，应一次性使用，须符合 GB 7543 标准[17]。

（2）非灭菌手套：①清洁医用检查手套：清洁非无菌，一次性使用，须符合 GB 10213 标准[18]。②家政手套：清洁可重复使用。主要用于不直接接触人体的情况，环境物体表面的清洁均可使用家政手套。

医用检查手套一般用于检查患者口腔或皮肤表面，必须持有 CFDA 实验药品安全认证证书。优良的拉力伸张率，抗磨损能力强，可以适应人体肌肤内部各种弱酸弱碱环境。在满足检查手套所需的安全要求基础上，外科手套的安全系数要求更高。需要进一步的灭菌处理，独立包装；同时符合人体工学弯曲手型，与五指严密贴合、佩戴舒适。即使在长时间手术过程中，卓越的湿度控制也能保持医护人员所佩戴手套的形状和贴合度，安全操作医疗器械。

四、手套的选择

应根据佩戴者可能产生的不良反应以及不同的操作要求，选用不同材质和不同种类的手套。

1. 使用手套的基本原则

应遵循标准预防和接触隔离的原则；不管是否使用手套均应遵循手卫生原则。

2. 可能发生不良反应者的选择

（1）应尽量使用由合成橡胶制成的手套，不宜使用天然橡胶制成的手套。

（2）宜选用无粉手套，不宜选用有粉手套。

3. 一次性使用医用手套与可重复使用手套的选择

（1）直接接触患者时，应使用一次性医用手套。

（2）清洁环境或医疗设备，应使用一次性医用手套或可重复使用的非医用手套。

4. 合理选择医用手套尺寸

医务人员可根据自身手掌的大小选择合适尺码的手套。如果手套太大，会导致手套易脱落，且手套末端松垮部分会妨碍手的灵巧性；如果手套太小，则会限制手指的血液流动。

表 5-5　手套常见尺寸代码和宽度对应关系

尺寸代码	规格	对应宽度（mm）	
		灭菌橡胶外科手套	医用橡胶检查手套
6	特小（XS）	77±5	≤ 80
6.5	小（S）	83±5	80±5
7	中（M）	89±5	85±5
7.5	中（M）	95±5	95±5
8	大（L）	102±6	100±5

注：宽度的测量是在示指根部和拇指根部的中点位置测量。测量时，应将手套平放

5. 合理选择医用手套层数

对于质量合格的橡胶手套，单层佩戴即可达到防护目的，特殊情况下，双层手套可以减少经皮肤的职业暴露。不推荐使用三层（及以上）手套，因其是否会增加保护性尚不确定，反而会影响操作者手的灵敏性和舒适性，同时因为封包效应还会引发皮肤屏障破坏。

6. 外科手套的使用指征

无菌一次性使用。主要用于无菌程度要求较高的操作，包括：

（1）手术操作。

（2）阴道分娩。

（3）放射介入手术。

（4）中心静脉置管。

（5）全胃肠外营养和化疗药物准备。

7. 医用检查手套的使用指征

接触患者的血液、体液、分泌物、排泄物及被体液明显污染的物品时，应使用医用检查手套。

（1）直接接触：接触血液；接触患者的黏膜组织和破损皮肤；接触有潜在高传染性、高危险性的微生物；疫情或紧急情况下；静脉注射；抽血；静脉导管拔管；妇科检查；非密闭式吸痰。

（2）间接接触：倾倒呕吐物；处理（清洁）器械；处理废物；清理喷溅的体液。

8. 无需使用手套的情况

除接触隔离外，不接触血液、体液或污染环境时，不需要戴手套。

（1）直接接触：测量血压；测体温和脉搏；皮下和肌内注射；给患者洗澡和穿衣；转运患者；诊治眼睛和耳部（无分泌物）；无渗血的静脉导管操作。

（2）间接接触：使用电话；书写医疗文书；发放口服药物；收发患者餐具；更换被服；放置无创呼吸机和氧气插管；移动患者使用的设备。

四、使用医用手套的注意事项[19-20]

（1）诊疗护理不同的患者之间应更换医用手套。

（2）操作完成后脱去医用手套，应按规定程序与方法洗手，戴医用手套不能替代洗手，必要时进行手消毒。

（3）操作时发现医用手套破损时，应及时更换。

（4）戴无菌医用手套时，应防止手套污染。

（5）手套应根据指征佩戴，否则将成为导致病原菌传播的主要危险因素。

（黄永初）

第四节　护目镜及面罩的功能与选择

重大传染病的传播途径多样、传染性强，以新冠肺炎为例，其主要传播途径包括呼吸道飞沫和密切接触传播，在相对封闭的环境中长时间暴露于高浓度气溶胶情况下也存在经气溶胶传播的可能[21]。研究表明，新型冠状病毒的spike蛋白与人血管紧张素转化酶2（ACE2）作用而侵入人体[22]，人眼结膜和角膜组织均表达ACE2蛋白[23]，新型冠状病毒可能通过眼结膜感染[24]。目前，新冠肺炎已被纳入《中华人民共和国传染病防治法》规定的乙类传染病范畴，并采取甲类传染病的预防、控制措施。

护目镜及面罩在保护眼部、面部的同时，长时间的佩戴也容易导致皮肤黏膜损伤，引起急、慢性皮炎或继发感染，以及加重原有皮肤疾病。因此，正确选择并规范佩戴眼、面部防护用具，避免对皮肤屏障的不良影响，对抗疫一线医务工作者具有重要意义。

一、眼、面部防护用具类型及功能

根据GB 14866-2006《个人用眼护具技术要求》[25]，眼、面部防护用具包括：眼镜、眼罩（护目镜）和面罩（图5-1）。

1. 眼镜

镜架内装有镜片的眼护具，能够抵抗高速粒子的物理冲击。根据GB 14866-2006《个人用眼护具技术要求》，眼镜不能用于化学雾滴和液体飞溅的防护。同时，在眼镜的检测中也没有化学雾滴和液体飞溅防护性能的检测，故

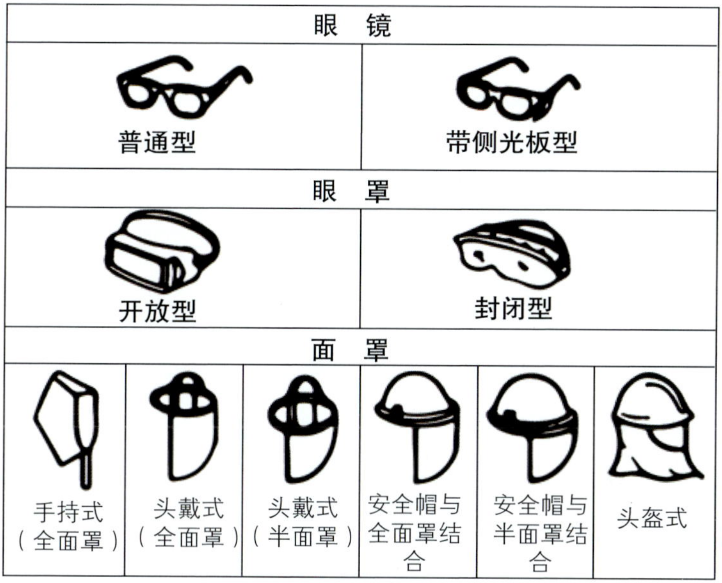

图 5-1 眼镜、眼罩、面罩的分类

此不能作为医务人员的防护用品[25]。

2. 护目镜

在头带框架内装有单片或双片镜片的眼护具，能紧密贴合佩戴者的眼周，提供更大防护范围的同时具备抗物理冲击能力。护目镜可细分为直接通风型、间接通风型和封闭型：①直接通风型护目镜。具有良好的透气效果，能够防止护目镜内侧起雾，但可能存在液体喷溅或飞沫进入的风险。②间接通风型护目镜。其通风口既具有通风性能，从而降低护目镜内侧起雾的可能，又具有防止液体飞溅和飞沫进入的功能；具有防雾涂层的间接通风型护目镜能够较好地避免护目镜内侧起雾。③封闭型护目镜。完全没有通风口，可很好地防护液体飞溅或飞沫对眼部的伤害[25-28]。

3. 面罩

遮盖整个或部分面部的眼护具。通常可用作护目镜的替代品。与护目镜不同，防护面罩可以保护包括眼睛在内的整个面部区域。为了更好地保护面部和眼睛免受液体飞溅或飞沫的侵害，防护面罩应呈冠状，盖至下巴，环绕面部直至耳部，以减少液体或飞沫溅至面罩边缘到达眼睛的可能[25-28]。

二、眼、面部防护用具的选择

临床工作中，在隔离留观病区（房）、隔离病区（房）和隔离重症监护病区（房）等区域，可能发生患者血液、体液、分泌物等喷溅，或近距离接触经飞沫传播的传染病患者，应选择间接通风型、封闭型护目镜或防护面罩（屏）[26-27]。

为呼吸道传染病疑似患者或确诊患者实施可能产生气溶胶的操作（如气管插管、无创通气、气管切开，心肺复苏，插管前手动通气和支气管镜检查等）时，以及可能发生患者血液、体液、分泌物喷溅时，应选择全面型防护面罩[26-27,29]。

三、眼、面部防护用具的正确使用

正确使用适当的防护用具才能有效防护。应选择合适规格的护目镜，护目镜应与面部贴合，避免由于护目镜与面部存在空隙而不能发挥应有的保护作用。佩戴护目镜或防护面罩时，应严格遵循医务人员穿脱防护用品的流程[29]。使用前，应参照制造商说明书，熟悉其佩戴方法和注意事项。佩戴前检查护目镜或防护面罩是否完好无损，佩戴后应检查是否稳固，是否存在松动脱落的可能。

护目镜或防护面罩（屏）的使用方法包括：①戴：戴上护目镜或防护面罩，调节舒适度。②摘：捏住靠近头部或耳部的一边摘掉，放入回收或医疗废物容器内[27]。戴、摘时需注意：①规范佩戴，注意完全包裹住帽子的上缘，避免眼部及眼周皮肤暴露，以防被飞溅物或飞沫污染。②确保不用污染的手套或直接用手接触眼部。③摘取时，避免接触防护用具正面和两侧。④如有可疑接触史后可用75%乙醇棉球挤干后擦拭眼周，但应避免液体太多刺激结膜和角膜。必要时请眼科专科医生处理[30]。

进入隔离留观病区（房）、隔离病区（房）和隔离重症监护病区（房）等危险区域进行诊疗、护理操作时，应始终佩戴护目镜或防护面罩（屏）。离开上述区域前，应摘去护目镜或防护面罩（屏）。禁止戴护目镜或防护面罩（屏）离开诊疗区域。如为可重复使用的眼、面部防用具，应当消毒后再复用，一次性眼面部防用具使用后应丢弃[26]。

可重复使用的防护用具应当按照《医疗机构消毒技术规范》要求，根据物品上污染微生物的种类、数量、导致感染的风险高低和物品的性质，选择相应的消毒或灭菌方法[2]。例如，冠状病毒对紫外线和热敏感，56℃ 30分钟、乙醚、75%酒精、含氯消毒剂、过氧乙酸和氯仿等脂溶剂均可有效灭活病毒[28]，对于冠状病毒污染的护目镜或防护面罩（屏）可以用500～1000 mg/L的含氯消毒剂、0.2%过氧乙酸或75%乙醇浸泡30分钟，清洗干燥后备用[31]。

（杨 琨）

第五节 隔离衣与防护服的应用

在传染病的战“疫”中，隔离衣与防护服可以说是一线医务人员的“战袍”。医务人员在救治患者的时候需要做好防护措施，避免交叉感染。本节将主要介绍隔离衣与防护服的区别、隔离衣与防护服的选择及穿脱时的注意事项。

一、隔离衣与防护服的定义与区别

隔离衣是用于保护医务人员免受到血液、体液和其他感染性物质污染，或用于保护患者避免感染的防护用品。根据与患者接触的方式包括接触感染性物质的情况和隔离衣阻隔血液和体液的可能性选择是否穿隔离衣和选择其型号。隔离衣包括防渗一次性隔离衣和重复消毒使用的隔离衣。

防护服是指临床医务人员在接触甲类或按甲类传染病管理的传染病患者时所穿的一次性防护用品。应具有良好的防水、防静电、过滤效果，无皮肤刺激性、穿脱方便、结合部严密，袖口、脚踝口应为弹性收口[27]。防护服由连帽上衣、裤子组成，可分为连体式结构和分体式结构（图 5-2 和图 5-3）[32]。

二、隔离衣与防护服的选择与使用场所

在临床工作中，应根据诊疗工作的需要，选用隔离衣或防护服。防护服应符合国家标准 GB19082-2009 的规定[32]。隔离衣应为后开口，能遮盖全部衣服和外露的皮肤。

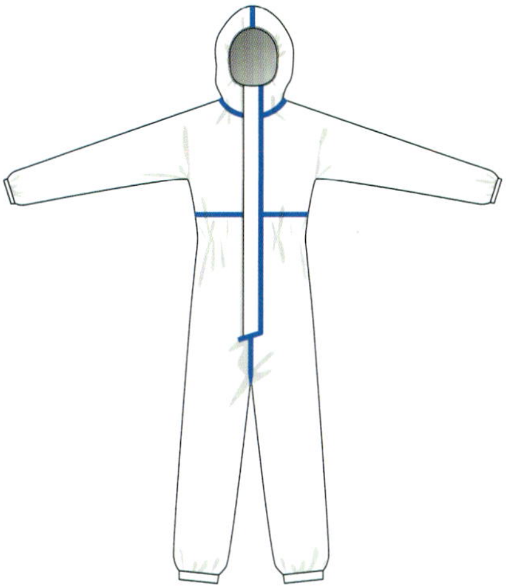

图 5-2 连体式结构防护服

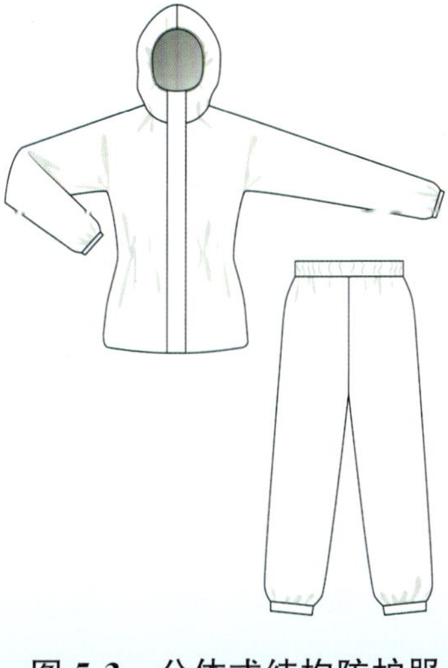

图 5-3 分体式结构防护服

1. 应穿隔离衣的情况

（1）接触经接触传播的感染性疾病患者（如传染病患者、多重耐药菌感染患者等）时。

（2）对患者施行保护性隔离，如对大面积烧伤、骨髓移植等患者的诊疗、护理时。

（3）可能受到患者血液、体液、分泌物、排泄物喷溅时。

2. 应穿防护服的情况

（1）临床医务人员在接触甲类或按甲类传染病管理的传染病患者时。

（2）接触经空气传播或飞沫传播的传染病患者，可能受到患者血液、体液、分泌物、排泄物喷溅时[27]。

针对重大传染病疫情，权威机构会制定相应的指导意见。以新冠肺炎为例，为指导合理使用医用防护用品，做好新冠肺炎防控中的个人防护工作，国家卫生健康委办公厅组织专家制定《新型冠状病毒感染的肺炎防控中常见医用防护用品使用范围指引（试行）》。其中，对隔离衣与防护服的使用场所做了以下规定。

隔离衣：预检分诊、发热门诊使用普通隔离衣，隔离留观病区（房）、隔离病区（房）和隔离重症监护病区（房）使用防渗一次性隔离衣，其他科室或区域根据是否接触患者使用。一次性隔离衣不得重复使用。如使用可复用的隔离衣，使用后按规定消毒后方可再用。禁止穿着隔离衣离开上述区域。

防护服：隔离留观病区（房）、隔离病区（房）和隔离重症监护病区（房）使用。防护服不得重复使用。禁止戴着医用防护口罩和穿着防护服离开上述区域。其他区域和在其他区域的诊疗操作原则上不使用防护服[26]。

此外，由于防护服的种类较多，故选择时应综合考虑预期暴露的风险和性质，以及防护服的防护等级。针对防护服的阻隔性能，国家食品药品监督管理局在2016年发布了《医用防护服的液体阻隔性能和分级》，将医用防护服按照阻隔性能等级由低到高分为1～4级[33]。医疗机构可以按照特定的医护程序选择防护等级。值得注意的是，除要求阻隔血源性致病菌的医务人员需要阻隔防护外，医疗机构中承担其他医护程序的人员（如急救室内的急救人员、运送人员等）也需要这一阻隔防护[34]。

3. 选择防护服的要点

（1）疾病的性质。最重要的是该疾病的病原学和传播途径是否已知。在已知的情况下，选择比较容易。但当未知的传染病暴发时，选择合适的防护服和防护装备十分困难。例如，在2003年SARS暴发初期，人们对其病原体和主要传播途径均未知，且医务人员感染数目较多，因此疾病预防控制中心及WHO建议医务人员使用最高级别的个人防护装备。

（2）液体暴露的可能性。当患者出现喷射性呕吐或有严重腹泻时，医务人员必须采取更高的阻隔防护等级，特别是由于插管的介入导致大量液体产生时。

（3）防护服的作用包括保护医务人员不被患者传染和保护患者不被医务人员传染。在传染病（如SARS）的初始阶段，应使用阻隔等级高的个人防护装备，这种装备在医务人员面对不同的患者时更换不方便。在这种情况下，在防护装备外再穿一件传统的防护服，当医务人员面对不同的患者时，只需要更换最外层的防护服，以保护患者和医务人员不会交叉传染。

（4）除防护服外的附加的防护装备也是必需的。这些附加防护装备包括：鞋套、腿套、连裤工作服、围裙以及口罩等。在面对传染病时，防护服只是医务人员和患者的整体防护安全策略中的一部分[34]。

三、正确穿脱隔离衣与防护服及注意事项[26]

进入隔离病室从事可能污染工作服的操作时，应穿隔离衣；离开病室前，脱下隔离衣，按要求悬挂，每天更换清洗与消毒；使用一次性隔离衣时，用后按医疗废物管理要求进行处置。接触甲类传染病或按甲类传染病管理的传染病时应按要求穿、脱防护服，离开病室前，脱去防护服，防护服按医疗废物管理要求进行处置。

隔离衣与防护服的穿脱须遵循标准流程，从而确保其发挥保护作用，避免传染。

（一）穿、脱隔离衣的方法（视频 5-1）

1. 穿隔离衣的方法

（1）右手提衣领，左手伸入袖内，右手将衣领向上拉，露出左手。

（2）换左手持衣领，右手伸入袖内，露出右手，举双手将袖抖上，勿触及面部。

（3）两手持衣领，由衣领中央顺着边缘向后系好颈带。

（4）再次扎好袖口。

（5）将隔离衣的一边（约在腰下 5 cm）渐向前拉，见到边缘捏住。

（6）同法捏住另一侧边缘。

（7）双手在背后将衣边对齐。

（8）向一侧折叠，一手按住折叠处，另一手将腰带拉至背后折叠处。

（9）将腰带在背后交叉，回到前面将带子系好。

2. 脱隔离衣的方法

（1）解开腰带，在前面打一活结。

（2）解开袖带，塞入袖袢内，充分暴露双手，进行手消毒。

（3）解开颈后带子。

（4）右手伸入左手腕部袖内，拉下袖子过手。

（5）用遮盖着的左手握住右手隔离衣袖子的外面，拉下右侧袖子。

（6）双手转换逐渐从袖管中退出，脱下隔离衣。

（7）左手握住衣领，右手将隔离衣两边对齐，污染面向外悬挂于污染区。如果悬挂于污染区外，则污染面向里。

（8）不再使用时，将脱下的隔离衣污染面向内卷成包裹状，放入医疗废物容器内或放入回收袋中。

视频 5-1 正确戴一次性帽子及穿脱隔离衣

（二）穿、脱防护服的方法（视频 5-2）

1．穿防护服

穿连体或分体防护服应遵循先穿下衣，再穿上衣，然后戴好帽子，最后拉上拉链的顺序。

2．脱防护服

脱分体防护服时应先将拉链拉开，向上提拉帽子，使帽子脱离头部。脱袖子、上衣，将污染面向里放入医疗废物袋。脱下衣时，由上向下边脱边卷，污染面向里，脱下后置于医疗废物袋。

视频 5-2　正确穿脱防护服

脱连体防护服时，先将拉链拉到底。向上提拉帽子，使帽子脱离头部，脱袖子；由上向下边脱边卷，污染面向里直至全部脱下后放入医疗废物袋内。

综上所述，隔离衣与防护服在抗击疫情的过程中具有不可替代的作用，了解隔离衣与防护服的特点、注意事项，正确使用隔离衣与防护服，有助于更好地保护医务人员与患者，帮助我们在传染病的战场上取得最终的胜利。

（温广东）

第六节 保湿润肤产品

正常角质层中含有氨基酸或盐、糖等多种水溶性保湿物质及细胞脂质等多种油性成分，天然保湿因子占这些成分的30%，油性成分占11%，油性成分能够对天然保湿因子形成包围以防止其流出，从而控制皮肤内水分。在疫情防控期间，医护人员洗手次数较多，每日洗手次数多达十几次，较易出现皮肤干燥、皮肤屏障功能受损等现象，从而引发如皲裂、皮炎等皮肤问题。指南建议可使用含有润肤成分的清洁产品，如在条件允许下，可选择保湿润肤产品[30,35]。保湿润肤产品有助于增加表皮含水量，修复皮肤屏障功能，减少皮肤干燥脱屑等现象，使皮肤由粗糙变为光滑柔软。其在较低湿度范围内具有结合水的能力，给皮肤补充水分，通过控制与周围空气之间水分的交换使皮肤维持在高于正常水含量的平衡状态，从而起到减轻皮肤干燥的作用。理想的保湿润肤产品应具有以下性能：增强角质层水分、屏障修复、较少的刺激性或过敏性、经济性[36]。

一、保湿润肤产品的分类

保湿润肤产品中添加的成分主要为保湿剂。保湿剂按作用可分为亲水性物质和亲油性物质两大类：亲水性物质包括各种脂肪醇类、乳酸及其盐类、氨基酸及其盐类等；亲油性物质包括蜡脂、类固醇等。按其来源又可分为人工合成类保湿剂和天然保湿剂。人工合成类保湿剂由化学成分经人工合成，天然保湿剂包括人体来源、植物来源、动物来源和水生物来源的保湿剂[37]。最常用的分类是按作用机制分为封包剂、湿润剂和润肤剂。一个完整的保湿润肤配方应由封包剂、湿润剂和润肤剂组成[38]。

1. 封包剂

封包剂并不是直接给皮肤提供水分，而是通过在皮肤表面形成致密的防水膜，降低经皮失水量（trans-epidermal water loss，TEWL），阻止皮肤水分向外界蒸发，从而起到锁水的作用，使皮肤慢慢吸收体内散发的水分来达到保湿的效果。根据来源不同[39]，常用的封包剂主要分为：矿物油脂（凡士林、白矿油等）、合成油脂（烷烃类等）和植物油脂（橄榄油、霍霍巴油、乳木果油、澳洲坚果油等）。由于相关法规的限制，国外（特别是欧盟）润肤剂产品对于动物性原料的使用正在减少或已停止。

冷压法是提取植物油脂的首选方法，其以无热、无化学的过程保留了有益油脂，并能减少刺激性。天然植物油脂在新生儿皮肤护理中具有良好的效果。

2. 湿润剂

湿润剂是指能吸收水分的物质。其可将水分从皮肤深层吸引至表皮角质层，同时也可以从外界环境中吸收水分，并将它们锁定在表皮角质层内。甘油和透明质酸是最常见的湿润剂。

（1）传统湿润剂[36]

1）甘油是应用最早且最广泛的湿润剂。为多羟基结构，分子量小，可促进角质层对空气中水分进行有效吸收，还能防止水分的蒸发，保湿能力强于各种多糖类保湿剂，人体皮肤对其的耐受性较好，较为安全。甘油的生产费用低廉，且具有优质的保湿性能，是目前各种保湿润肤产品中的常用成分。

2）透明质酸（haluronic acid，HA）是广泛存在于动物和人体的生物活性物质[39]，为酸性黏多糖，存在于真皮的基质中，是维持皮肤水合作用的重要成分，H A的吸湿和保湿能力较甘油略差，但是其可在使皮肤保持柔软的同时锁住水分，减少水分的流失，作为一种天然的保湿因子，保湿效果良好。

3）D- 泛醇，又称维生素原 B5，具有一定的吸湿性，在水和醇中易溶解。D- 泛醇分子量较小，易渗透皮肤的角质层，具备较强的保湿功能，且能够刺激上皮细胞，加快伤口愈合，具备较高的生理活性，是一种渗透性好的湿润剂。

4）其他种类：①山梨醇，又称己六醇，吸湿能力及保湿能力优良，能够促进皮肤角质层对水分的吸收能力，其保湿性能与甘油接近。②羧甲基纤维素钠，是葡萄糖聚合物的衍生物，常见的该类聚合物的聚合度为 100 ~ 2000，具有吸湿能力，难溶于有机溶剂。③海藻酸钠，可溶于水，但不溶于有机溶剂，是一种天然多糖，具有一定的吸湿性。海藻酸钠是一种亲水性物质，能够促进皮肤发生水合作用，触感水润。④吡咯烷酮羧酸钠，是一种具备良好吸湿能力的湿润剂。它是组成天然保湿因子（natural moisturizing factor，NMF）的重要成分。

（2）新型湿润剂

神经酰胺是一种新型高效湿润剂，其特点是通过调节角细胞的吸水性能及细胞间的脂质屏障结构来维持角质层的含水量，这种调节功能需要生物反应的参与。富含亚油酸 - 神经酰胺的湿润剂可明显增加皮肤水含量，同时通过补充皮损局部缺失的神经酰胺、亚油酸来维持角质层脂质平衡，从而调动机体自身修复功能。神经酰胺的化学结构中包含亲水性酰胺基团和疏水性鞘氨醇长链脂肪酸，可通过分子间非共价键作用力构成更为紧密堆叠的脂质结构，使其具有良好的保水作用。另外，神经酰胺还能够促进丝聚合蛋白的表达水平，即当丝聚合蛋白原进入皮肤的角质层后，其可经过酶水解可转化为亲水性的多羧酸类物质，产生优良的保湿功效。有研究发现，神经酰胺具有促进营养物质渗透、易被皮肤吸收等特性，是一种优质的长效保湿剂，其保湿功效是透明质酸的 16 倍[40-41]。

3. 润肤剂

润肤剂包括一大类化合物，部分酯类和长链醇类都可归于其中。它能填充于干燥皮肤角质细胞间的裂隙中，润肤剂虽然没有良好的保湿性能，但是由于其能使皮肤变得柔软光滑，改善皮肤干燥，因此可提高使用者的满意度和依从性。目前在一些高端润肤剂中，植物来源油脂如白池花籽油等较受青睐。长链醇如鲸蜡硬脂醇也是常见的润肤剂。此外，润肤剂还能起稳定膏体、增加稠度的作用。

二、保湿润肤产品的剂型[41]

（1）软膏：适用于晚上。主要成分是石蜡、植物油、动物脂肪或合成油。因体验感差，故应用较少。

（2）霜剂：为水油混合剂，易于涂抹吸收，相比软膏较少油腻感。霜剂首次应用于严重干燥的皮肤时，可能会引起皮肤刺痛，通常数天后会消失。如果刺痛感持续存在，则应根据情况更换产品。

（3）乳液：含油少，含水量较高，质地轻盈，易于涂抹吸收，但润肤效果较差，对于严重干燥皮肤效果不显著。

（4）凝胶：含水量高，易于涂抹吸收，无油腻感，涂抹在皮肤上较舒适。

（5）喷雾：含有脂质，主要为石蜡（白色软石蜡和液体石蜡），同时加入转化剂确保以喷雾形式作用于皮肤。喷雾多为罐装，喷头便于360°使用。喷雾应用简单，可用于快速修复，一般2～3小时使用一次或根据需要使用。

三、保湿润肤产品的应用

在皮肤科非处方外用制剂中，保湿剂的用量仅次于氢化可的松和抗感染药。保湿剂常用于辅助治疗一些慢性皮肤病如特应性皮炎、银屑病、痤疮等，也可用于缓解由药物治疗后（如维A酸、糖皮质激素等）或由于频繁洗手导致皮肤屏障功能受损引起的皮肤干燥及脱屑等，良好的保湿效果可使外用制剂具有更好的肤感，增加患者依从性[42-43]。

在疫情的皮肤防护中，保湿润肤产品除可以模拟人体皮肤中由水、油、天然保湿因子等组成的天然保湿系统外，还能够延缓角质层水分丢失、增加真皮-表皮水分渗透，为皮肤提供暂时保护，减少损伤，促进修复过程。同时，保湿润肤产品还有助于抗炎止痒及促进伤口愈合[44-45]。

保湿润肤产品会被皮肤表面分泌的汗液所稀释，其效果会随着角质细胞正常脱落及皮肤摩擦而减弱。有研究显示，保湿润肤产品涂抹8小时后只有约50%残留。因此，其保湿效果的维持应基于每日重复使用，连续使用可使角质层含水量明显升高，即使停止使用后，其效果也可持续数天[46]。

（杨　柳）

第七节　常用的抗感染、抗过敏药物

在重大疫情下，由于频繁清洗、消毒和长期特殊防护，抗疫前线的医务人员常会出现皮肤及黏膜损伤，包括急、慢性皮炎或接触性皮炎，继发细菌、真菌感染，也可以表现为原有皮肤疾病的加重。合理进行药物治疗可有效减轻皮肤损伤。本节主要介绍常用的抗过敏药物和抗感染药物。当出现皮肤异常时，如果是轻症，可选择本节所提供的相关药物自行处理，若皮肤异常持续存在或呈进行性加重，建议及时进行皮肤专科诊治。

一、抗过敏药

（一）外用抗过敏药

外用药物是治疗皮肤疾病的主要手段之一，正确的局部药物治疗能够使药物发挥最大疗效，不良反应最小。在疫情防控工作中，大多数医务人员的轻症皮肤损害仅使用合适的外用药物治疗即可奏效。

1. 外用抗过敏药的原则

（1）根据皮损类型和病期选用外用药物。一般在疾病的进行期、急性期不能使用刺激性药物，且慎用软膏类或凝胶类制剂。

（2）根据皮损病因和自觉症状等选用外用药物。如感染性皮损，需选用抗菌药；如过敏所致的皮损，应选择抗过敏药。

（3）根据皮损特点选择适当的外用药物剂型。如水肿、红斑、丘疹、水疱而无糜烂渗液，可选用洗剂或粉剂；如糜烂渗液，选用溶液剂型湿敷；如仅有少量糜烂及渗出，可选用糊剂或乳膏剂。皮损以干燥、脱屑、皲裂为主，可使用软膏等。

（4）根据个体的年龄、性别、皮损部位及大小、机体反应性等不同情况选择用药。如面部宜选用相对温和、副作用小的药物。皮损面积大时外用药物的浓度宜减低。

2. 常用的外用抗过敏药物

包括外用糖皮质激素类药物、外用非甾体抗炎药、外用免疫调节剂等。

（1）外用糖皮质激素类药物：糖皮质激素类药物是皮肤科最常用的外用抗过敏药物，具有明确的抗炎、抗过敏、抑制免疫及抗增生等作用，常根据作用强度分为超强效、强效、中效和弱效 4 类。一般情况下，超强效和强效激素适用于重度、肥厚性皮损，连续用药不应超过 2 ~ 3 周；中效激素适用于轻中度皮损，可以连续应用 4 ~ 6 周，不应大面积使用；弱效激素适用于轻中度皮损（包括儿童皮肤病、面部和皮肤柔嫩部位等），可以短时间较大面积使用，必要时可长期使用[47]。

在重大疫情下的个人防护过程中，医务人员出现的皮肤损害主要分布在面部及手部，以轻中度为主。因此，在选用糖皮质激素类药物时，以中弱效药物为主。手部皮损也可选用强效药物短期选用。

选用外用糖皮质激素类药物时，应注意考虑皮肤损害的性质、严重程度、发生部位、使用疗程等，同时还需要注意使用后可能出现的不良反应，如表皮和真皮变薄萎缩、干燥、毛细血管扩张、局部继发细菌或真菌感染等。

在使用外用糖皮质激素类药物 1 周后，若皮损无明显好转或有进一步加重，应至皮肤专科就诊。

目前较为常用的外用糖皮质激素类药物如下：

① 0.05% 地奈德乳膏（商品名：力言卓）。属于弱效激素，主要用于治疗轻度瘙痒性红斑丘疹、无明显糜烂渗液的接触性皮炎、湿疹等，每日 2 ~ 4 次。0.05% 地奈德乳膏不良反应少，偶见局部灼热感、瘙痒、刺激、皮肤干燥等。可用于面部皮损的治疗。

② 0.1% 糠酸莫米松乳膏（商品名：艾洛松、芙美松）。属于中效激素，主要用于治疗轻中度瘙痒性红斑丘疹、无明显糜烂渗液的接触性皮炎、湿疹等，每日 1 次。0.1% 糠酸莫米松乳膏属于软性激素（软性激素指外用时全身吸收很少或者在皮肤内被吸收后能迅速地被分解代谢为无活性的降解产物，而局部保留高度活性，全身不良反应大大减少的一类外用糖皮质激素类药物）可用于面部皮损的治疗。应注意，皮肤破损处禁用。不良反应极少见，主要表现为局部烧灼感、瘙痒刺痛和皮肤萎缩等。

③ 0.1% 丁酸氢化可的松乳膏（商品名：尤卓尔）。属于中效激素，主要用于治疗轻中度瘙痒性红斑丘疹、无明显糜烂渗液的接触性皮炎、湿疹等，每日 2 次。0.1% 丁酸氢化可的松乳膏和 0.1% 糠酸莫米松乳膏一样，属于软性激素，可用于面部皮损的治疗。注意皮肤破损时禁用。其不良反应较少，主要表现为局部烧灼感、瘙痒刺痛和皮肤萎缩等。

④曲安奈德益康唑乳膏（商品名：派瑞松、意比舒、扶严宁）。曲安奈德益康唑乳膏为复合制剂，主要治疗成分为 0.1% 曲安奈德和 1% 硝酸益康唑。其中，0.1% 曲安

奈德乳膏为中效激素；益康唑为咪唑类广谱抗真菌药物，对引起皮肤感染的常见真菌具有较强的抗菌作用，同时对革兰氏阳性细菌也有一定的抗菌作用。曲安奈德益康唑乳膏主要用于治疗伴有真菌感染或有真菌或细菌感染倾向的轻中度皮炎、湿疹。不良反应包括局部过敏反应（偶见），如出现皮肤烧灼感、瘙痒、针刺感等。长期使用可出现皮肤萎缩、毛细血管扩张、色素沉着及继发感染。禁用于病毒、结核、梅毒感染皮损，益康唑过敏者禁用。面部及其他薄嫩部位皮损慎用，连续使用不能超过 2 周。

⑤ 0.05% 卤米松乳膏（商品名：澳能）。属于强效激素，主要用于治疗中重度瘙痒性红斑丘疹、无明显糜烂渗液的接触性皮炎、湿疹等，每日 1 ～ 2 次。不良反应包括用药部位刺激性症状，如烧灼感、瘙痒，皮肤干燥、红斑、皮肤萎缩、接触性过敏、皮肤色素沉着及继发性感染等。注意面部及薄嫩部位皮损慎用。

（2）外用非甾体抗炎药：非甾体抗炎药是化学结构中不具有甾体框架的具有抗炎、止痛和解热作用的一大类药物，主要通过抑制环氧化酶或脂氧化酶阻断前列腺素或白三烯类化合物的合成和释放而发挥作用。外用非甾体抗炎药与外用糖皮质激素类药物相比，对皮肤结构和生理功能影响甚小。外用非甾体抗炎药既可单独用于治疗轻度皮炎、湿疹，也可与糖皮质激素类药物联合或交替使用，并在皮损控制后，逐渐取代糖皮质激素药物直至皮损完全康复。外用非甾体抗炎药的常见不良反应为局部刺激感，因此在皮损急性期炎症反应较明显时，应慎用。此外，非甾体抗炎药较易引起过敏反应，有此类药物过敏史患者禁用。

常用非甾体抗炎药有以下几种：

① 5% 乙氧苯柳胺软膏（商品名：艾迪特）。用于慢性湿疹及神经性皮炎的治疗。在重大疫情下，可用于急性皮肤损害炎症反应减轻后的维持和替代治疗，每日 3 次。疗程可达 2 ~ 4 周。常见不良反应为局部刺激反应如瘙痒、发红、灼热、脱屑等。部分患者还可出现接触性皮炎等过敏反应，表现为红斑、丘疹、水疱、瘙痒加剧等，应立即停药。用药时忌用肥皂清洗患处，面部慎用。

② 5% 丁苯羟酸乳膏（商品名：舒夫林）。用于慢性湿疹及神经性皮炎的治疗。在重大疫情下，可用于急性皮肤损害炎症反应减轻后的维持和替代治疗，每日 2 ~ 4 次。常见不良反应为局部刺激作用，长期使用可有皮肤色素沉着。部分患者可出现局部接触性皮炎等反应，应立即停药。

③ 5% 氟芬那酸丁酯软膏（商品名：布特）。用于治疗非感染性亚急性湿疹、慢性湿疹、神经性皮炎等。在重大疫情下，可用于急性皮肤损害炎症反应减轻后的维持和替代治疗，每日 2 次。常见不良反应为局部刺激反应和局部过敏反应。对本品过敏者禁用。

（3）外用免疫调节剂：外用免疫调节剂种类较多，目前临床上用于抗过敏治疗的药物主要为钙调磷酸酶抑制剂，包括他克莫司和吡美莫司，两者可通过与细胞质内免疫亲和蛋白结合来抑制钙调磷酸酶活性，选择性抑制前炎症细胞因子的产生和释放，阻断 T 细胞内炎症细胞因子的合成，抑制皮肤肥大细胞和中性粒细胞活化和炎症介质的释放。钙调磷酸酶抑制剂外用剂型的抗炎效力类似于中效外用糖皮质激素药物，长期使用不会引起外用糖皮质激素所产生的不良反应，不引起皮肤萎缩；由于通过皮肤吸收至全身的药量很少，故其没有明显的全身免疫抑制，安全性高，已被提出作为长期外用糖皮质激素的替代治疗方案[48]。

①他克莫司软膏（商品名：普特彼）。他克莫司软膏有0.03%和0.1%两种浓度。一般0.03%他克莫司软膏用于儿童患者和面部及皮肤薄嫩部位，0.1%软膏用于成人。在重大疫情下，他克莫司软膏可作为外用糖皮质激素类药物的替代治疗，用于治疗轻中度无明显糜烂渗液的皮炎、湿疹，每天2次。炎症反应明显的皮损慎用，以免加重炎症反应。他克莫司软膏可能会引起局部症状，如皮肤烧灼感（灼热感、刺痛、疼痛）或瘙痒，最常见于使用的最初几天，通常会随受累皮肤好转而消失。他克莫司软膏应避免用于免疫功能受损的成人和儿童。使用过程中，应最低限度地减少或避免自然或人工日光或紫外线暴露。

②1%吡美莫司乳膏（商品名：爱宁达）。1%吡美莫司乳膏可作为外用糖皮质激素的替代治疗，用于治疗轻中度无明显糜烂渗液或仅有少许糜烂的皮炎、湿疹，每天2次。最常见的不良反应为烧灼感，瘙痒、刺痛、红斑等局部反应，用于面部可引起继发毛囊炎。用药期间，应避免皮肤过度光暴露，如日光、紫外线等。

（二）系统抗过敏药

抗过敏药可分为抗组胺类药物、过敏反应介质阻滞剂类药物、钙制剂类药物、免疫抑制剂类药物。在重大疫情下，大多数的皮肤损伤使用外用药物即可。少数情况如局部明显瘙痒、炎症反应明显时，需采用系统治疗。

常用于系统治疗的抗过敏药为抗组织胺类药物。抗组胺药可分为H1、H2和H3受体拮抗剂，抗过敏治疗通常选用H1受体拮抗剂。临床习惯将20世纪70年代前的经典H1受体拮抗剂称为第一代抗组胺药，而将之后上市的低镇静或无镇静作用的H1受体拮抗剂称为第二代抗组胺药。H1受体拮抗剂可通过直接拮抗H1受体，抑制组胺引起的过敏反应；同时具有稳定炎症细胞活性、抑制炎症因子合成及释放、拮抗其他炎症介质的作用。

常用的H1受体拮抗剂如下：

（1）氯雷他定。氯雷他定为第二代抗组胺药，用于治疗急、慢性荨麻疹和其他过敏性皮肤病等。口服吸收良好，起效较快，作用持久，不易透过血脑屏障作用于中枢神经系统。在推荐治疗剂量下，基本无明显中枢神经抑制作用和抗胆碱能作用。常用剂量为10 mg，每日1次。常见不良反应为乏力、头痛、嗜睡、口干、胃肠道不适等。罕见不良反应为肝功能异常、心动过速及心悸等。

（2）西替利嗪和左西替利嗪。西替利嗪为第二代抗组胺药，广泛用于治疗急、慢性荨麻疹和其他过敏性皮肤病。西替利嗪在推荐治疗剂量下具有轻微镇静和抗胆碱能作用。常用剂量为10 mg，每日1次。常见不良反应为困倦、嗜睡、头痛、眩晕、激动、口干及胃肠道不适等。肾功能损害时需根据肾功能损害程度调整剂量，严重肾功能不全者禁用。司机、操作机器或高空作业人员、需要精神高度集中人员需慎用或禁用。

左西替利嗪为西替利嗪的R-异构体，对H1受体的亲和力是西替利嗪的2倍，抗组胺作用更强。适应证与西替利嗪一致，常用剂量为5 mg，每日1次。不良反应及注意事项同西替利嗪。

（3）咪唑斯汀。咪唑斯汀为第二代抗组胺药，具有独特的抗组胺和抗其他炎症介质的双重作用，主要用于急、慢性荨麻疹及其他过敏性皮肤病。在推荐剂量下，没有抗胆碱作用和镇静作用。常用剂量为 10 mg，每日 1 次。常见不良反应为头痛、嗜睡、背痛、疲劳、体重增加、腹痛、腹泻等。心电图异常（明显或可疑 QT 间期延长）或低钾血症者禁用。

（4）卢帕他定。卢帕他定为第二代抗组胺药，不仅具有抗组胺作用，还具有拮抗血小板活化因子的作用。卢帕他定的抗组胺活性强于氯雷他定、西替利嗪和咪唑斯汀。常用剂量为 10 mg，每日 1 次。常见不良反应为嗜睡、头痛和疲劳。QT 间期延长、低钾血症、进展性心律失常、急性心肌缺血患者应慎用。由于卢帕他定含有乳糖一水化合物，故患有罕见遗传病如乳糖不耐受、Lapp- 乳糖酶缺乏或葡萄糖 - 乳糖吸收障碍的患者应禁用。司机、操作机器或高空作业人员、需要精神高度集中人员需慎用。

（5）氯苯那敏（扑尔敏）。氯苯那敏为第一代抗组胺药，具有起效快的特点，除抗组胺作用外，还具有抑制中枢和抗胆碱作用。常用剂量为成人口服每次 4 mg，每日 3 次；肌内注射每次 10 mg，每日 1 次。不良反应包括轻微口干、眩晕、恶心、嗜睡等。青光眼、前列腺肥大、胃溃疡、癫痫等患者禁用。车、船、飞机驾驶人员，以及精密仪器操作者在工作前禁止服用。

（6）异丙嗪（非那根）。异丙嗪为第一代抗组胺药，具有较明显的镇静作用和抗胆碱作用，起效快。在抗过敏治疗中，给予成人 25 mg 肌内注射 1 次能够快速控制瘙痒等症状。成人口服每次 12.5 ~ 25 mg，每日 1 ~ 2 次。常见不良反应为嗜睡，较少见视物模糊、头晕、口鼻咽干燥、耳鸣、胃部不适感、恶心或呕吐等。青光眼、前列腺肥大、胃溃疡、癫痫等患者慎用或禁用。

（7）赛庚啶。赛庚啶为第一代抗组胺药，H1 受体拮抗作用较氯苯那敏、异丙嗪强，并具有较强的抗 5- 羟色胺作用及轻度的抗胆碱、抗抑郁和中枢镇静作用，此外尚有降血糖和增进食欲的作用。成人每次口服 2 ~ 4 mg，每日 2 ~ 3 次。常见不良反应包括嗜睡、头昏、乏力、恶心及多食、体重增加等。青光眼、前列腺肥大、消化性溃疡患者禁用，驾驶机、车、船者，以及从事高空作业、机械作业者工作期间禁用。

二、抗感染药物

医务人员在抗击重大疫情过程中的皮肤损害大多数表现为皮肤黏膜屏障损伤后的表现。少数情况下，在皮肤损伤的基础上，可继发细菌或真菌感染。一般情况下，这些继发感染以细菌感染为主，临床表现轻，采用适当的外用抗感染药物治疗即可得到控制。

常用的具有抗细菌作用的消毒清洁剂和外用抗细菌药物如下：

（1）高锰酸钾。高锰酸钾是一种强氧化剂，在遇到有机物时可释放出初生态氧，具有杀菌、除臭、解毒作用，高浓度下具有刺激和腐蚀作用。0.1% 高锰酸钾溶液即可杀死多数细菌的繁殖体。临床常采用 1 : 5000 ~ 1 : 8000 的稀释液进行局部冲洗、清洁及湿敷，常用于有明显糜烂渗液，具有细菌感染倾向或继发细菌感染的皮损。使用时应注意掌握高锰酸钾溶液的浓度，浓度太高可导致局部灼伤。此外，在使用高锰酸钾晶体时应注意避免直接接触皮肤和眼睛，避免误吸。

（2）硼酸。硼酸是弱效消毒防腐剂，能与蛋白的氨基结合，对细菌和真菌有较弱的抑制作用。临床上常用 3% 硼酸溶液进行冲洗和湿敷，具有消炎、消肿、抗菌、收敛及清洁的作用，适用于明显糜烂渗液，具有细菌感染倾向或继发细菌感染的皮损。不良反应可有局部刺激反应，表现为局部发红、刺痛或刺痒。皮损面积较大时，不宜采用硼酸湿敷，以免硼酸大量吸收后引起毒性反应。

（3）聚维酮碘（碘伏）。聚维酮碘含有效碘 9% ~ 12%，与皮肤黏膜接触后逐渐分解释放出碘而发挥消毒作用，细菌、真菌和病毒等均可被杀灭。临床常用 5% 聚维酮碘溶液用于有糜烂面、有感染倾向或有继发感染的皮损，可用于表面消毒。糜烂渗液的明显皮损可采用 0.05% 聚维酮碘溶液局部湿敷。不良反应为创面有轻微短暂刺激，可自行消失。

（4）苯扎氯铵。苯扎氯铵为阳离子表面活性剂，能改变细菌胞浆膜通透性，使菌体胞浆物质外渗，阻碍代谢而起到杀灭作用，对革兰氏阳性细菌作用较强。临床常用 0.1% 苯扎氯铵溶液。完整皮肤消毒采用 0.1% 溶液，创面消毒采用 0.01% 溶液。主要适用于糜烂渗液明显、有感染倾向或有继发感染的皮损，可采用 0.01% 溶液对皮损进行清洁和湿敷。不良反应包括局部刺激反应，偶可出现接触性皮炎。

（5）2% 莫匹罗星软膏（商品名：百多邦）。莫匹罗星可通过与异亮氨酸转移 RNA 合成酶可逆性结合，从而阻止异亮氨酸渗入，中止细胞内含异亮氨酸的蛋白质合成而起到杀菌或抑菌的作用。本药在低浓度时发挥抑菌作用，在高浓度时发挥杀菌作用。莫匹罗星对与皮肤感染有关的各种革兰氏阳性球菌尤其是葡萄球菌、链球菌高度敏感，对耐药金黄色葡萄球菌亦有效；对某些革兰氏阴性菌如大肠杆菌、流感嗜血杆菌和淋球菌具有一定的抗菌作用；对大多数厌氧菌及皮肤正常菌群不敏感。适用于皮炎或湿疹合并感染，以及糜烂、溃疡合并感染等。每日 3 次。不良反应偶有局部烧灼感、蜇刺感及瘙痒等。偶见对莫匹罗星或基质的过敏反应，出现过敏反应应立即停用。

（6）2% 夫西地酸乳膏。夫西地酸为一种具有甾体骨架的抗生素，通过抑制细菌的蛋白质合成而起到抑菌或杀菌作用。对葡萄球菌（包括耐甲氧苯青霉素株或耐其他抗生素株）有较强的抗菌作用，对链球菌、肠球菌、白喉杆菌、梭状芽孢杆菌、奈瑟菌属及结核杆菌也有一定的抗菌作用。适用于创伤合并感染、湿疹合并感染、溃疡合并感染等的治疗。每日 2 ~ 3 次。局部应用本品一般无不良作用，偶有轻微刺激感，罕见过敏反应。夫西地酸对眼结膜有刺激作用，应尽量避免在眼睛周围使用。

（7）1% 克林霉素磷酸酯凝胶。克林霉素通过抑制细菌细胞膜糖肽聚合物合成而抑制细菌细胞膜形成，达到抗菌作用。对化脓性链球菌、金黄色葡萄球菌等有较强的抗菌作用。此外，克林霉素对痤疮丙酸杆菌有很强的抗菌作用。临床上主要用于痤疮、毛囊炎的治疗。每日 2 次。不良反应包括皮肤干燥、局部刺激及局部过敏反应。偶见胃肠道不适及腹泻。有肠炎或溃疡性结肠炎病史的患者禁用。

（8）过氧化苯甲酰凝胶。过氧化苯甲酰外用时可被皮肤角蛋白中的半胱氨酸还原，释放出游离氧和苯甲酸。游离氧可作用于皮肤表面和皮脂腺中的痤疮丙酸杆菌，使菌量减少，继而使在细菌酯酶作用下产生的游离脂肪酸减少；同时其还具有角质剥脱和角质溶解的作用。临床上常使用 2.5% 和 5% 过氧化苯甲酰凝胶，主要用于痤疮的治疗。每日 1 ~ 2 次。不良反应包括局部过敏性接触性皮炎和局部皮肤干燥。如局部反应较重，应立即停用并予以适当治疗。禁用于眼睛周围和黏膜处。

（陈　辉）

参考文献

[1] 李凡，徐志凯主编．医学微生物学．第 9 版．北京：人民卫生出版社，2018.

[2] 中华人民共和国卫生部．医疗机构消毒技术规范．WS/T 367-2012 [S]，2012.

[3] 中华人民共和国卫生部，中国国家标准化管理委员会．皮肤消毒剂卫生要求．GB 27951-2011 [S]，2012.

[4] 中华人民共和国卫生部，中国国家标准化管理委员会．黏膜消毒剂通用要求．GB 27954-2011 [S]，2012.

[5] 杨大成，刘允侠．口罩的来历．中华医史杂志，2006，36（4）：226.

[6] 韩玲，马英博，胡梦缘，等．国内外医用口罩防护指标及标准对比．西安工程大学学报，2020，34（2）：1-6.

[7] 国家食品药品监督管理局．一次性使用医用口罩．YY/T 0969-2013 [S]，2013.

[8] American society for testing and materials. Standard specification for performance of materials used in medical face masks: ASTM F2100-11 (2018), 2018. https: //www.astm.org/DATABASE.CART/HISTORICAL/F2100-11R18.htm.

[9] British Standards Institution. Medical face masks: Requirements and test methods: BS EN 14683: 2019, 2019. https://www.en-standard.eu/bs-en-14683-2019-medical-face-masksrequirements-and-test-method.

[10] Standards Australia. Single-use face masks for use in health care: AS 4381: 2015, 2015. https: //www.standards.org.au/standards-catalogue/sa-snz/health/he-013/as--4381-colon-2015.

[11] 国家食品药品监督管理局. 医用外科口罩. YY 0469-2011 [S], 2011.

[12] 中华人民共和国国家质量监督检验检疫总局，中国国家标准化管理委员会. 医用防护口罩技术要求. GB 19083-2010 [S], 2010.

[13] National Institute for Occupational Safety and Health. 42 CFR Part 84 Respiratory Protective Devices , 1995. https://www.cdc.gov/niosh/npptl/topics/respirators/pt84abs2. html.

[14] Food and Drug Administration. Surgical Masks-Premarket Notification [510 (k)] Submissions, 2004. https: //www.fda.gov/regulatory-information/search-fda-guidance-documents/surgical-masks-premarket-notification-510k-submissions.

[15] 中华人民共和国国家质量监督检验检疫总局，中国国家标准化管理委员会. 呼吸防护用品——自吸过滤式防颗粒物呼吸器. GB 2626-2006 [S], 2006.

[16] 中华人民共和国国家质量监督检验检疫总局，中国国家标准化管理委员会. 日常防护型口罩技术规范. GB/T 32610-

2016［S］，2016.

［17］中华人民共和国国家质量监督检验检疫总局，中国国家标准化管理委员会．一次性使用灭菌橡胶外科手套．GB 7543-2006［S］，2006.

［18］中华人民共和国国家质量监督检验检疫总局，中国国家标准化管理委员会．一次性使用医用橡胶检查手套．GB 10213-2006［S］，2006.

［19］孙岩，高斌．医用手套临床应用存在的问题与对策．中国感染控制杂志，2018，17（10）：940-944.

［20］程飞，韩传平，沈传侠，等．医用橡胶手套渗漏与洗手依从性的研究．中华医院感染学杂志，2014，24（6）：1549-1551.

［21］国家卫生健康委员会．新型冠状病毒感染的肺炎防控中常见医用防护用品使用范围指引（试行）．2020．http：//www.nhc.gov.cn/yzygj/s7659/202001/e71c5de925a64eafbe1ce790debab5c6.shtml.

［22］Xu X，Chen P，Wang J，et al．Evolution of the novel coronavirus from the ongoing Wuhan outbreak and modeling of its spike protein for risk of human transmission．Sci China Life Sci，2020，63（3）：457-460．3．Wang P，Chen J，Zheng A，et al．Expression cloning of functional receptor used by SARS coronavirus．Biochem Biophys Res Commun，2004，315（2）：439-444.

［23］Wang P，Chen J，Zheng A，et al．Expression cloning of functional receptor used by SARS coronavirus．Biochem Biophys Res Commun，2004，315（2）：439-444.

［24］Lu CW，Liu XF，Jia ZF．2019-nCoV transmission through the ocular surface must not be ignored．Lancet，2020．doi：

10.1016/s0140-6736（20）30313-5.
[25] 中华人民共和国国家质量监督检验检疫总局，中国国家标准化管理委员会．个人用眼护具技术要求. GB 14866-2006 [S]，2006.
[26] 国家卫生健康委员会. 新型冠状病毒感染的肺炎防控中常见医用防护用品使用范围指引（试行），2020. http：//www.nhc.gov.cn/yzygj/s7659/202001/e71c5de925a64eafbe1ce790debab5c6.shtml.
[27] 中华人民共和国卫生部. 医院隔离技术规范. WS/T 311-2009 [S]，2009.
[28] National Institute for Occupational Safety and Health. Eye Protection for Infection Control，2013. https：//www.cdc.gov/niosh/topics/eye/eye-infectious.html
[29] 国家卫生健康委员会. 医疗机构内新型冠状病毒感染预防与控制技术指南（第一版），2020. http：//www.nhc.gov.cn/yzygj/s7659/202001/b91fdab7c304431eb082d67847d27e14.shtml.
[30] 中国医师协会皮肤科医师分会，中华医学会皮肤性病学分会，国家皮肤与免疫疾病临床医学研究中心. 防控冠状病毒感染疾病-19医护人员皮肤黏膜屏障防护共识．中华皮肤科杂志，2020. doi：10.35541/cjd.20200112.
[31] 中华医院管理学会. 医院预防与控制传染性非典型肺炎（SARS）医院感染的技术指南. 中国护理管理，2004. doi：10.3969/j.issn.1672-1756.2004.01.006.
[32] 中华人民共和国国家质量监督检验检疫总局，中国国家标准化管理委员会，医用一次性防护服技术要求. GB 19082-2009 [S]，2009.
[33] 国家食品药品监督管理总局. 医用防护服的液体阻隔性能

和分级. YY/T 1499-2016［S］，2016.
［34］国家食品药品监督管理总局. 医用防护服的选用评估指南. YY/T 1498-2016［S］，2016.
［35］Lan JJ，Song ZX，Mao XP，et al. Skin damage among healthcare workers managing coronavirus disease-2019. J Am Acad Dermatol，2020. pii：S0190-9622（20）30392-3.
［36］刘恕. 常用保湿剂吸湿和保湿性能评价. 上海医药，2018，39（11）：60-63.
［37］胡玄，易阳艳. 天然保湿剂的分类及临床应用前景. 中国皮肤性病学杂志，2019，33（2）：231-235.
［38］Draelos ZD. The Science Behind Skin Care: Moisturizers. J Cosmet Dermatol，2018，17（2）：138-144.
［39］叶少玲. 化妆品用保湿剂的特点及应用. 广东化工，2019，23（46）：59-60.
［40］樊凯奇，王晓波，刘邦，等. 高效保湿霜的制备及保湿性能研究. 轻工学报，2019，34（4）：37-42.
［41］王孝盼，权晟，陈利红，等. 富含亚油酸－神经酰胺的保湿剂在特应性皮炎鼠模型中的作用研究. 中国麻风皮肤病杂志，2019，35（11）：647-654.
［42］袁勇勇，张婷，徐梦妮，等. 润肤剂在炎症性皮肤病中的临床应用. 中国麻风皮肤病杂志，2019，35（4）：243-252.
［43］舒敏保湿类护肤品在敏感性皮肤中应用指南专家组. 舒敏保湿类护肤品在敏感性皮肤中的应用指南. 中国皮肤性病学杂志，2019，33（11）：1229-1231.
［44］Croney S. Treating skin conditions in the community：Know your emollients. Br J Community Nurs，2016，21（9）：452-456.
［45］Croney S. Choosing an emollient. Br J Nurs，2018，27（11）：

597-598.
[46] 华薇，曹畅，李远西. 多种保湿剂对皮肤短期保湿效果的对比观察. 中国皮肤性病学杂志，2017，31（6）: 682-686.
[47] 中国中西医结合学会皮肤性病专业委员会环境与职业性皮肤病学组. 规范外用糖皮质激素类药物专家共识. 中华皮肤科杂志，2015，48（2）: 73-75.
[48] 杨赛琳，许爱娥. 钙调磷酸酶抑制剂他克莫司、吡美莫司在特应性皮炎外的皮肤科应用. 中国中西医结合皮肤性病学杂志，2018，17（1）: 91-94.

重大疫情中防护设备应用操作规范

防护设备应用操作规范视频